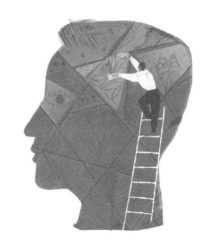

# 平息战斗

## 心理医生教你摆脱强迫的折磨

包祖晓　包静怡 —— 主编

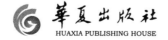

华夏出版社
HUAXIA PUBLISHING HOUSE

# 编 委 会

**主　　编**　包祖晓　包静怡

**参编人员**　陈宝君　虞安娜　李　燕
　　　　　　　何聪聪　章永川　叶　犇

谨以此书

献给罹患强迫并正在痛苦中挣扎的人们，
献给从事强迫治疗的医护人员

# 前　言

如果有人把强迫比作"心魔"，归入人类灵魂最痛苦的疾病，请不要以为他在夸大其辞。因为强迫症者在深受侵入性思维折磨的同时，还由于害怕自己被贴上邪恶或变态的标签而选择守口如瓶，独自咀嚼着无边的苦涩。这是"常人"完全不能想象的"炼狱"，他们披风沥雨，不断搏斗，却总是一而再、再而三地陷入强迫思维 - 强迫行为恶性循环的沼泽，始终难以走出焦虑、恐惧、挫败与无奈的绝境。

精神 / 心理卫生科的临床工作经验告诉我们，强迫症非常顽固，症状多变，患者的痛苦体验非常深刻，但传统医学疗法的疗效有限。强迫症者在服药之后，原来严重的强迫思维和焦虑情绪，在许多时候会有所好转。但这往往只是暂时的。一旦停药，个体就会继续深受强迫症状的折磨。这是因为，与消灭有机体患病过程中那些入侵病菌的原理相比，缓解强迫的药物是在一个完全不同的原理上发生作用的。一些药物会阻断思维或情绪状态所导致的让人痛苦的结果，但是它们无论如何都不会对其病因产生任何效果。它们能够改变有机体的反应，却不能触及这些反应原先为什么会被歪曲这个问题。

也就是说，尽管抗强迫的药物能够帮助患者体验不到强迫思维和焦虑情绪，但是对强迫背后的潜在问题却无能为力。对患者来说体验不到强迫思维和焦虑情绪也许仍然是有价值的，尤其是它可以使患者更有效地应对日常生活和工作中的困难，让患者在痛苦的境遇中感受不到痛苦。但是，这时候的患者只是生物学意义上的人，已不具有"存在"意义上的"灵性"了。

因此，正确认识强迫、规范诊治强迫自始至终是各界亟待解决的问题。

存在主义心理治疗家欧文·亚隆提出："如果我们专心思考我们活着（即我们在世界上存在）这个事实，并且尽力把那些让人分心的、琐屑的事物置于一边，尝试去认真考虑导致焦虑（注：强迫属于传统的焦虑范畴）的真正根源，我们便开始触及某些基本主题：死亡、无意义、孤独和自由。"

作为精神/心理卫生科医生，作者发现，强迫首先是生活或者人生问题，然后才是医疗问题。我们需要把强迫问题还原回生活/人生问题去加以解决。

有鉴于此，作者以自己长期的临床实践为依托，在整理大量国内外文献和临床经验的基础上，撰写了本书。该书从全新的视角对强迫及其治疗问题进行深入探讨，纠正有关强迫诊治过程中的误区；详细介绍诊治强迫所需要的检查和评估，对容易导致强迫的疾病进行了整理；本着标本兼治的原则，在论述强迫症常规的药物治疗和心理治疗方法之外，深入探讨强迫治疗中的深层次问题；附以大量的临床治疗案例。

作者深信，如果强迫症者能综合运用书中介绍的治疗方法去疗愈，唤醒我们每个人都拥有的自愈力，那么，我们不仅可以治愈强迫，而且会使自己的心灵得到成长。这样，不仅可减少个人和社会的医疗支出，更重要的是，人会变得更健康，生命变得更有意义。

本书内容通俗易懂，不仅适合强迫症者及其家属阅读和使用，还可供健康保健人员、临床医护人员、精神/心理卫生工作者阅读和使用，对健康人群和高"压力"人群的修身养性也非常合适。

包祖晓

2021.5.1

# 目 录
## contents

# 目 录
## contents

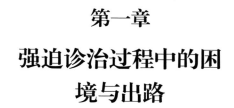

第一章

**强迫诊治过程中的困
境与出路**

不是所有有价值的事都能量化，不是所有能量化的事都有价值。

——阿尔伯特·爱因斯坦

强迫是一种古老的现象，不单纯是医学上的问题，它与某些动物行为相似，有返祖现象或原始行为。因此，不管现代医疗科技如何发展，各种与强迫有关的仪器、药品如何层出不穷，单纯地运用医学上的方法是很难彻底治愈强迫的。就如下文中的例子所示。

# 药物对强迫的治疗效果有限

某来访者，男性，17岁，高中学生，患强迫障碍多年，曾在多家医院进行过治疗。在医生的指导下先后服用过舍曲林、氟西汀、帕罗西汀、氟伏沙明等经典的抗强迫药物，甚至连小剂量的抗精神病药也用过，但其效果有限。其间也尝试过一段时间的心理治疗，疗效亦不佳。此后中断治疗。数月后，一次因来医院看咳嗽问题，顺路来心理卫生科看望一下就诊过的医生。当医生问他现在的身体状况如何时，他说："强迫已经没有了。"当医生好奇地请他谈谈经验时，他说："自从上次离开医院后，无意中读到了托尔斯泰的书，发现写得太好了，就一门心思沉浸在书里，后来也不知道为什么，强迫念头就不来捣乱了。"

这是作者曾经遇到过的强迫障碍案例。许多时候，包括作者在内的医生们绞尽脑汁地对强迫症者进行医学干预，但收效均有限。

许多研究证据表明，大部分药物治疗强迫症的平均有效率不超过60%，而典型症状的减少平均不超过50%。在治疗相当长的时间后，还有相当大比例的人继续深受强迫症状的折磨。

作者认为，药物在强迫的治疗中充其量起到了"游泳圈"或"拐杖"的作用，只是一种对症治疗，但无法起到像抗生素杀灭细菌那样根治疾病的作用。

从某种程度上可以说，药物所起的作用是把强迫症状压制下去，说得不好听一点就是把症状隐藏或掩盖起来，甚至可能把人变得"迟钝"或"麻木"，让我们感觉不到冲突、恐惧和焦虑。如果停药，许多时候，症状会马上冒出来，甚至比以前更加强烈。

边维尔早在 1771 年就已经认识到药物 / 物理疗法治疗心灵痛苦的作用有限，他在《论女子淫狂》中写道：有时"仅靠治疗幻想"就能治愈这种病，"但仅靠物理疗法则不可能或几乎不可能有明显的疗效"。C. A. Ross 在 1989 年批评道："为数众多陷入绝境的患者，多年来一直接受无效的药物治疗，不断遭受二次创伤。"威尔·鲍温在《不抱怨的世界》中更是尖锐地指出："痛苦和不满是我们心灵旅程的自然组成部分，否定它们就是否定成长。可是，医药产业却借人生中极为正常的苦恼和不满牟利，研制出一大堆抗抑郁、抗焦虑的药物，设法麻痹我们，使我们感觉不到苦恼和不满。"

因此，我们需要探索强迫症药物治疗之外的疗愈途径。

需要注意的是，作者在此并没有否定药物能缓解人的强迫思维、焦虑情绪等症状，只是在强调：从长远的角度看，药物对强迫的治疗效果有限，我们不应强行对他们进行药物干预。正如斯坦恩在《美国精神病学杂志》上提出，如果产生强迫症状的人自己不求助的话，就不应自作主张地认为他们需要进行治疗。"我们必须考虑。"他说道："之所以这么多人产生强迫症状却没有得到治疗，其原因恰恰可能是因为他们完全对付得过去。"他继续说道：

作为心理健康专家，我们应当竭尽全力提高公众对心理健康干预的认识，让他们了解自己随时可以得到这种服务。作为临床医生，我们有义务帮助那些向我们求助的患者减少痛苦，改善他们的生活状况。但是我就怕大家会忘记，社会中大多数产生强迫症状的人，不管其情况是可以被诊断出的，还是被认作是在阈值以下的，抑或是在两者之间的，他们都还不是病人。因此，他提出我们应当花费更多努力去找出这些个体，对他们加以治疗，就意味着我们自认为比他们自己更加了解他们是否需要我们的帮助、何时需要我们的帮助。

从另一角度说，斯坦恩通过这段话在强调，对于强迫的疗愈来说，我们需要关注医疗以外的内容。

## 需要把强迫问题还原回生活 / 人生问题

既然这些行为对实施者会造成极大的心理痛苦，那么他们产生痛苦的过程就相当关键了。同样的行为在不同的文化中可能会产生截然不同的结果。换句话说，强迫症是群体、文化和家庭造成的。如果你的行为——比如说一丝不苟地把物品摆放整齐——被认作是古怪的，那么你就会因此感到痛苦。反之，如果别人认为这是泥瓦匠大师才具备的手艺，有自己的用途，那么你就不会因此感到痛苦。

这是美国芝加哥大学残障与人类发展系、医学教育系教授莱纳德·戴维斯针对临床性强迫明显泛滥现象所写的内容。他在《强迫症历史》一书中提出："强迫思维和强迫症最好被认作是一种疾病实体，其定义是临时的、不固定的，随着文化及历史变迁而变化。人们有时候认为它是有价值的、有用的，而在其他时候则认为它是有害的、可怕的。"他还说："狄更斯的多产说明他的写作具有强迫性；我们在电影里要求情人对对方爱得死去活来，对不要命的运动员和一根筋的音乐家也都高看一眼，这些都是强迫症的倾向。"

是的，历史上许多著名人物都具有一定的强迫特点。例如，达尔文、弗洛伦·南丁格尔、约翰·班扬、塞缪尔·约翰逊、马丁·路德、温斯顿·丘吉尔等等。

然而，许多精神病学家和心理学家都表示无法苟同上述观点，说戴维斯把所有不同类型的强迫行为全都绑在一起，这样就把一般意义上的执念和临床意义上的强迫症混淆了，结果是稀释了后者的严重性。

作者以为，戴维斯的观点在一定程度上是合理的。也就是说，在强调强迫的临床治疗的同时，我们必须重视"把强迫问题还原回生活／人生问题"。上述这位强迫症来访者的治疗经过就很好地说明了这一观点。

从进化的角度分析，强迫症的某些特征比较原始，是动物性的表达。例如，水鼩就具有类似某些强迫症者的刻板行为——严格按既定路线行走。据诺贝尔奖得主、奥地利动物学家康拉德·劳伦茨观察，水鼩的行动路线"就像铁轨限制火车一样限制着它们的行动范围"。他观察到，水鼩在路线上遇到有石头挡在前方就会跳过石头，然而石头被拿走以后，它们还是会在原来的位置跳起来。同样，狗追逐自己尾巴的现象、鸟类强迫性梳理羽毛的现象都具有强迫症者的行为特征。

精神分析理论也提示，如果小孩在肛欲期（又称肛门期，约 1~3 岁进入）得不到满足便会很容易在长大后出现肛门性格（又称肛门神经症）。这类人往往表现出：吝啬、顽固、倔强；有洁癖；喜欢收集和囤积东西（把凌乱的房间、杂乱的抽屉和壁橱看作充满粪便的肠子，并乐于让这种混乱滋生蔓延）；过度地追求物质财富和金钱；具有完美主义人格。而这些表现恰恰是强迫的主要临床特征。

因此，强迫症可能不仅仅是人的某种基本功能出现故障，从人类进化的角度看，也许它并非一无是处，可能在人类生活中起过重要的作用。例如，强迫行为的主要表现清洗、清洁、检查等在过去都可能是生活的策略，是早期人类或是更古老时期的哺乳动物赖以生存的自我保护习惯。再如，梳洗行为可以巩固群体内部的联系，防止疾病；对后代、配偶、领地和储备加以检查则能保障安全。弗洛伊德在《强迫行为与宗教实践》中甚至提出，神经症患者身上的强迫行为和宗教信仰者所表达出的虔诚之间有很大的相似性。从某种程度上说明了强迫行为可能会像宗教信仰一样起到宁心安神的作用。Larry Eisenberg 所说的"为了心理的宁静，妥协是通用的方式"，表达的也是这种观点。

综上所述，强迫问题不仅是医疗问题，更重要的是生活／人生问题。因此治疗时也必须把其还原回生活／人生问题加以解决。下面再借电影《尽善尽美》来强调一下"把强迫问题还原回生活／人生问题"的重要性：

一个叫梅尔文的强迫症老头整天把自己反锁在房间里写他的第62部书。他的生活枯燥、乏味，也不愿意与任何人交往，还有让人不可理解的洁癖。他对生活及周边事物始终采取冷漠的方式应对。以自我为中心，只考虑自己的感受，从不关心包括他的心理医生在内的任何人的变化。每次锁门，他都怕没有锁牢，几乎每次都要重复锁5次。他每天唯一的活动是中午都会去同一家餐馆吃饭。在这家餐馆里，只有唯一的一位名叫卡罗尔的女招待愿意为他服务。在强迫症的影响下，他将同性恋邻居西蒙家的丑陋的小狗扔到垃圾堆里，并屡次侮辱性格活泼而又温和的西蒙。

然而，正是在卡罗尔和那只丑陋的小狗的不断影响下，梅尔文走出了强迫。当西蒙因为被抢劫犯殴打而住进医院时，他不得不去照顾那只丑陋的小狗……在长时间的陪伴中，梅尔文竟然被这只小狗感化，并与之建立了深厚的感情。当西蒙出院的时候，梅尔文是那么舍不得小狗离开，甚至还因为小狗的离去而流泪。从此以后，梅尔文开始关注他周围的人和事，心理状态发生了巨大的变化。正如他所说，他再也回不到以前那种生活状态中了。固然现在的生活状态没有以前的自由、任性，但是他自己也感觉到现在的生活更富有人情味。最终他在追求卡罗尔的过程中，不断地被她的天真、热情影响，并不断地改变自我，最后终于战胜了自己。

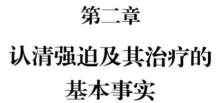

第二章

# 认清强迫及其治疗的
# 基本事实

生活中最大的危险就在于预防措施过多。

——阿尔弗雷德·阿德勒

　　强迫的发病率在 2% 左右，且往往起病于青少年期。由于许多强迫症者把头脑中的强迫观念当成了见不得人的"恶"，甚至有些强迫症者害怕别人把自己当成"精神病"，所以他们不到万不得已是不会向专业人员寻求帮助的。在有些求助者中，由于有其他症状如焦虑、抑郁等情绪表现而导致强迫问题被漏诊。

　　本章将介绍有关强迫及其治疗的基本事实，旨在帮助您分辨与强迫相关的事实与谎言。

# 强迫症的常见表现形式

　　某患者，男性，14 岁，学生，因"反复检查、重复行为 3 年"，在父母陪伴下来到台州医院心理卫生科就诊。其父母反映他从小学三四年级开始出现反复检查、重复行为。例如，走楼梯时走下来了又回到原地方重新走一次；写作文时把"这"字在一句话中写上再划去，又再写上后划去；马桶盖反复掀起、放下数次。他虽然自知没必要，但控制不了自己的行为。家人骂他也不起作用，并且，他显得烦躁，学习成绩下降，经常头晕、恶心、心慌，说话容易结巴。近日，他的脾气越来越暴躁，无故踢家中的物品、扔东西，大声吼叫，需要家人帮助洗脸、洗脚。家长见其学习、生活受到严重影响而焦虑不安。下面是其父母对其情况的说明及其作业。

儿子今年14岁，读初一，以前读小学时，有轻微洁癖，桌凳要重复擦好多次，做事慢吞吞。从十一月初开始，就出现很多问题：

1.字体变得潦草，严重地字不成体，写完后连自己都读不下来，单字涂改频繁，选择题中的一个英文字母要涂画很多次，老是觉得自己没写好，孩子自己说知道的就是控制不了，他自己也很苦恼；

2.做回答问题作业时，语句不通顺，作文更是无法完整地写下来；

3.说话变得结巴，心慌意乱，语不成句；

4.平时经常说头晕，吃饭恶心；

5.到现在，性格变得越来越暴躁，无缘无故地踢东西，扔东西，大吼大叫，甚至日常生活都不能自己做，要家人帮他洗脸、洗脚，脱衣、穿衣。

父母对他说教多次，但效果不大，其症状甚至越来越严重，学习成绩不断下降，父母以前老是责骂他。现在他的症状越来严重，放学回来就抱怨自己什么都做不好，大吼大叫的。一副精神都快要崩溃的样子。

爱无定爱无定式

世界上的爱无处不在，无奇不有。但是会我感到、感触、经历最多最多的那就是这母亲对我自己的爱了。正因为是在我的这成长道路中充满着这母爱的这充盈和这环绕，爱才会使我在我的这成道路有着这么美好的时光和童年时的了，也让我自己在这平凡平淡无奇的中快乐，开心，愉快也成长过去。

就是在我自己的这小小的脑海深处中，这件事情仍然令我不敢去忘怀掉它，这同样也是令我感到经历了这件事情之后感到这触目惊心的。在当时的发生的这事情过程都是很十分清晰印在我的脑海中，而回忆起当时的那番感人至深的情境，实在是让我的心灵受到妈妈对我的这关心与这爱惜和呵护我之的了，我也实在是难以忘怀掉这件令我深思的这事情的了。

当时，正值深夜的这10点或者是11点了吧吧！我当时也是在被窝当中

## 第6节 地球表面的板块

### 基础与巩固

1. 20世纪初，德国地球物理学家魏格纳意外地发现~~……~~提出了一个大胆的假说——太陆是漂移的，即地球上所有的大陆曾经~~……~~来经过~~……~~移到现在的位置。此后，他努力寻找证据，于1915年正式确立"大陆漂移说"。~~……~~下列发现中，能成为该理论证据的有 B、C、D （多选）。

   A. 自大洋中脊两侧，沉积物逐渐变薄
   B. 北美洲和非洲、欧洲在地层、岩石构造上遥相呼应
   C. 在印度、澳大利亚和非洲的岩层中发现舌羊齿植物化石
   D. 在北极发现了热带植物化石，在南非发现了冰川遗留的痕迹

2. 1960—1962年，美国地质学家赫斯和迪茨基于对~~……~~的研究发现，远离大洋中脊的洋底岩石年龄~~……~~提出了"海底扩张说"。该理论认为，在大洋中部形成~~……~~那里热的~~……~~不断上涌出来，把洋壳上较老的岩~~……~~

3. 随着~~……~~地球物理科学等的发展，人们~~……~~础上创建了一种新的地球构造理论——板块构造学说。该学说认为，地球的岩石圈由~~……~~大板块组成，它们被~~……~~和~~……~~割而成，这些板块"漂浮"在~~……~~上相互不断地发生~~……~~和~~……~~

4. 读图3-12，回答下列问题。

   (1) 写出图中字母所示板块的名称。

   A ~~……~~；
   B ~~……~~；
   C ~~……~~；
   D ~~……~~；
   E ~~……~~；
   F ~~……~~

   ——生长边界（海岭、断层）　——消亡边界（海沟、造山带）

   六大板块示意图
   图3-12

   (2) 六大板块中，几乎全为海洋的是~~……~~板块，我国地处~~……~~板块的~~……~~

   (3) 日本位于~~……~~板块和~~……~~板块交界地带，地壳极不稳定，因此多~~地震~~和~~……~~

5. 进行下面的实验，回答相关问题。

   (1) 取两本书做碰撞实验，碰撞使书本~~……~~，而板块的碰撞常形成~~……~~

   (2) 取两块板，用牛皮纸胶合，然后在上面放一空瓶子，朝不同的方向慢慢用力拉，直至断裂。木板上的牛皮纸断裂时，产生~~……~~使瓶子翻倒，而板块的张~~……~~

心理卫生科医生经过对其病史、精神检查的详细了解，以及必要的身体检查和心理评估，最后诊断该来访者为强迫障碍。

一般地说，所谓强迫症（obsessive-compulsive disorder，OCD），是指以强迫观念、强迫冲动或强迫行为等强迫症状为主要临床相的一类神经症性障碍。其特点是有意识的自我强迫和反强迫并存，两者强烈冲突使病人感到焦虑和痛苦；病人体验到观念和冲动来源于自我，但违反自己的意愿，需极力抵抗，只是无法控制；病人也意识到强迫症状的异常性，但无法摆脱。下面是其常见的表现形式。

## 一、怕脏和怕被污染强迫

### （一）强迫观念

1.对患上可怕的疾病（如性病、狂犬病、传染病之类）的毫无根据的担心；

2.过分关注脏东西、细菌、有毒物质（任何被认为有毒的物质，例如家用清洁剂、药物、过期食品、环境污染物）；

3.对身体排泄物（包括接近有关排泄物的东西，如马桶或相关身体部位）和分泌物（尿液、汗液、唾液、精液和阴道分泌物）的厌恶；

4.对黏性物质及其残留物、湿湿的东西或者某些"未知"物品异常关注；

5.对任何与疾病相关的东西（包括病人、无家可归者、医院）恐惧；

6.对自己的身体耿耿于怀。

### （二）强迫行为

1.特定的洗涤和清洁仪式；

2.逃避那些实际受污染的物品或自认为被污染了的清洁物品；

3.对是否触碰了受到污染的物品进行心理回顾，或者对清洗仪式是否足够进行心理回顾；

　　4. 询问他人以获得没有被污染或者没有污染他人的肯定答复；

　　5. 对触碰污染物品的经验进行记忆囤积。

## 二、责任和检查强迫

### （一）强迫观念

1. 害怕一些可锁物件（门、保险箱等）没有安全上锁；

2. 害怕某些装置没有关闭（窗户、水龙头、电器、煤气等）；

3. 害怕安全设施没有到位；

4. 担心通信（电子邮件、文件和信件等）没有发送或者出错。

### （二）强迫行为

　　1. 对一些物体进行重复性或仪式性的视觉检查、强迫计数或出声仪式（如结算支票时反复核对）；

2. 敲打或重复接触某物，确保它们是关闭的；

3. 离开后再次返回以确认某物已经安全上锁或关闭；

4. 不断地向他人索取信息来确保某个东西已经检查妥当；

5. 对检查行为进行心理回顾，来确保所有的东西检查妥当。

## 三、完美强迫

### （一）强迫观念

1. 对物体的某种特定排列的压倒性需求（例如严格要求对称、整齐）；

2. 完成某个例行动作后总感到不放心；

3. 对个人外在仪表和所处环境的整洁度的异常苛求；

4. 担心某个物体没有被放到正确的位置。

### （二）强迫行为

1. 不断"调整"某个物体，把它放在自认为"合适"的位置上（例如把桌子上的东西完美地排成一条直线）；

2. 在某一边完成一个动作后，会在另一边也完成同样的动作（例如发现自己在右腿上敲击一次后，就必须在左腿上也敲击一次）；

3. 不断地重复一个动作，直到感觉"完美"（例如不断地从门口经过，或者不断地合上抽屉、开关）；

4. 对事物进行检查，看看它们是否像应该的那样完美（例如检查床上的两个枕头摆放的位置是否完美，检查衣橱里的衣服是否悬挂在固定的位置上，检查储藏室里的食品是否按字母顺序排列）。

## 四、伤害强迫

### （一）强迫观念

1. 害怕自己会对他人或自己进行突然攻击或暴力袭击；

2. 害怕自己会伤害亲近的或心爱的人（例如父母害怕自己会伤害自己的孩子）；

3. 害怕自己不能妥善处理暴力念头；

4. 害怕由于无法自控而将别人推向车流或者从窗口跳下，或者会出现一些可能导致惨剧发生的冲动行为；

5. 害怕自己被伤害性念头淹没、为了缓解压力而实施某项行为；

6. 害怕自己失去理智而犯下暴行，事后自己又不记得；

7. 害怕自己没有清洗或关闭某些东西，从而引发悲剧；

8. 害怕自己对某个人下毒；

9. 害怕自己会开车撞到别人而不知道，直到警察追上来；

10. 害怕自己的性格发生莫名其妙的变化，开始享受伤害性想法或者实施伤害行为。

### （二）强迫行为

1. 回避那些可能激发自己伤害性想法的人、物、地点或信息（包括媒体）；

2. 回避那些可能会将伤害性想法付诸实施的情境（例如给婴儿洗澡）；

3. 不断地向别人寻求安慰，保证自己没有或不会做可怕的事情；

4. 为了确保自己没有或者不会伤害别人，不断地对相关的想法或记忆进行心理回顾；

5. 强迫满灌：总是强迫自己去想象暴力行为，并确保自己对这些画面感到恶心，没有实施意愿；

6. 思维中和：故意强迫自己用积极的、与伤害念头相反的方式进行思考；

7. 强迫祷告或者仪式行为：出现伤害念头时会重复祷告或者背诵咒语；

8. 出现伤害念头时会重复某些行为，直到这些想法消失；

9. 检查自己开车驶过的地方，确保自己没有撞到别人，或者回头检视经过的路人，确保他们没有受到伤害；

10. 对暴力案件进行研究，并将这些与自己进行对比。

## 五、性方面的强迫

### （一）强迫观念

1. 害怕出现与自己原有性取向相反的想法、情绪或身体感受，认为它们的出现意味着自己的性取向发生了变化；

2. 害怕自己性取向的"否认"；

3. 害怕别人认为自己拥有另一种性取向；

4. 害怕与性取向问题相关的生活情境（例如关系问题、音乐偏好的差异、性欲变化等）；

　5.害怕那些证明自己有不同性取向的过往经历；

　6.害怕对亲人、朋友产生性方面的感觉；

　7.害怕承认他人的魅力与品质，因为这意味着自己对该性别有兴趣。

## （二）强迫行为

　1.对自己的生活经历进行心理回顾，以确定或否认某种性取向；

　2.寻求安慰或保证（包括自我安慰）来确定自己的性取向没有变化；

　3.逃避各种触发情境（例如同性恋邻居、同性恋影片、服饰特征等）；

　4.想到某个同性别的人时，会对下腹部进行心理或身体检查，查看自己对该刺激的反应；

　5.强迫性地提醒自己的性取向（例如比常人更多地观看异性恋色情片，来保证自己确实是异性恋）。

## 六、恋童强迫

### （一）强迫观念

　1.害怕产生不当行为，变成一个恋童癖者；

　2.害怕与儿童有不恰当接触；

　3.害怕去否认自己的恋童倾向；

　4.因为自己是一个恋童癖者，害怕自己的孩子受害；

　5.害怕出于入侵思维的压力而与儿童发展性关系；

　6.害怕被别人认为是恋童癖者。

### （二）强迫行为

　1.回避任何有儿童出现的场所（尤其是单独与儿童相处的地方）；

　2.回避任何可能会激发强迫症的媒体报道（童装广告、恋童癖报道等）；

　3.对自己的与儿童有关的行为进行心理回顾；

4. 对过去的性经历进行心理回顾，以保证自己没有恋童倾向；

5. 在儿童出现时，会对生殖器部位的反应进行心理检查和身体检查；

6. 对所有与性或儿童有关的想法进行分析检查。

## 七、关系强迫

### （一）强迫观念

1. 如果我并不是真正爱我的另一半，怎么办？

2. 如果我们的关系即将失败，而我必须离开，怎么办？

3. 如果我的爱人是因为对我了解不够，才做出与我在一起的愚蠢决定，怎么办？

4. 如果我更合适其他人，怎么办？

5. 如果我无法停止这些与伴侣有关的想法（例如身份特征、人的性感部位、价值观差异），怎么办？

6. 如果我并没有伴侣想象的那样有吸引力，怎么办？

### （二）强迫行为

1. 对任何与关系有关的事物进行心理回顾；

2. 强迫性地对自己的关系的怀疑进行忏悔；

3. 寻求对关系的保证；

4. 对关系相关的情绪进行心理检查；

5. 对关系本身进行各种情境歪曲和理论化；

6. 回避任何可能会激发关系强迫思维的情境（例如努力不去关注有吸引力的个体、避免参与性或关系方面的主题、避免与可能激发强迫思维的人独处）。

## 八、顾虑强迫

### （一）强迫观念

1. 我错误地理解了宗教经典中的教义；

2. 我没有严格地遵循教义，因此会被整个世界讨伐；

3. 我对圣像的想法是不对的；

4. 一些特定事件、语句或数字的出现，都是谴责我的征兆；

5. 我的忠诚度是不够的；

6. 我的内在很邪恶；

7. 我必须答应别人所有的要求；

8. 我不能有任何潜在的自私行为；

9. 我永远不能冒犯别人；

10. 我必须确定自己的行为是否正确或是否道德；

11. 我不能使用任何不当的产品（例如可能使用了有童工的企业所生产的衣服、食物、酒精）；

12. 我必须确保自己没有浪费资源（例如水、电、燃气等）；

13. 相信某些数字或颜色"吉利"或是"不吉利"。

### （二）强迫行为

1. 重复性或苛刻的祷告仪式；

2. 在宗教概念方面不断寻求安慰；

3. 有中和思维：用宗教性思维替换那些非宗教性思维；

4. 对宗教观念进行心理回顾，或者对宗教感受进行心理检查；

5. 夸张的宗教行为（例如过度捐献行为、长距离的几步一拜行为）；

6. 回避与其他宗教相关的人物、地点、肖像或者媒体接触；

7. 对相关的数字或者符号有过度参与或过度回避的行为；

8. 大量地对自己的行为进行心理回顾，以获得不道德的证据；

9. 理论化（我会在道德测试中如何行动？）；

10. 因自己未达到百分之百的道德水平而忏悔；

11. 避免使用可能产生道德争议的产品；

12. 从自认为道德标准良好的人那里寻求安慰；

13. 自我惩罚（因害怕违反道德而进行过度的自我批评）；

14. 为确保自己没有浪费资源而进行过度检查。

## 九、过度关注强迫

### （一）强迫观念

1. 对呼吸的过分关注；

2. 对眨眼的过分关注；

3. 对吞咽的过分关注；

4. 对耳鸣的过分关注；

5. 对眼皮跳的过分关注；

6. 对睡眠的过分关注；

7. 有意识的身体定位（例如胳膊是如何与身体其他部位相连的）；

8. 有意识的身体觉知，无论是正常的还是无缘由的（例如发痒、温暖感、心跳等）；

9. 对一些正常声音的过分关注（如鸟叫、风声、车辆嘈杂声）；

10. 有意识地记忆歌曲（脑海里不停地回放歌曲的旋律）；

11. 有意识地回忆特定的画面（有时是正常画面，有时是不良画面，但都伴有"陷入其中"的感觉）；

12. 对自己思维过程的关注，你产生了一个想法，但反复的思考过程会让你不堪其扰；

13. 认为我再也无法像过去那样自然地行动，我可能会变得不自然或奇怪；

14. 认为我对这些事情的意识会成为一种负担，让我不再像以前一样正常、自然，我会因此感到压抑和崩溃。

## （二）强迫行为

1. 对激发情境的心理检查（呼吸、吞咽等）；

2. 对激发情境的自主或不自主性特点进行心理回顾；

3. 对意识的显著性进行心理回顾；

4. 寻求安慰（尤其是从精神科医生和心理治疗师那里）来确保这不是严重的心理疾病，而且这种疾病会随着时间的推移而消失；

5. 回避那些可能会激发强迫思维的情境（例如不去公园以回避鸟叫，回避那些可能会激发过度意识的社交场所）；

6. 不断地进行自我检查或到医院检查（如验血、测血压和脉搏、做CT），寻找某病的征兆。

# 十、囤积强迫

## （一）强迫观念

1. 想把无用的废弃物贮藏起来；

2. 无法扔掉任何东西，因为"说不准它还能派上用场"；

3. 对有可能会错误丢掉和处理掉的东西忧心忡忡。

## （二）强迫行为

1. 仔细检查家里的垃圾桶以防有"珍贵"的物品被扔掉；

2. 在外收集无用之物并带回家贮存起来。

# 常见的强迫相关病症

强迫并不是单一的病变实体，而是由一系列障碍组成的族系。下文将对常见的强迫相关病症进行介绍。

## 一、健康焦虑和疑病症

健康焦虑是指对健康的担忧，确切地说是对"不健康"的担忧，也就是害怕生病，它是一种状态或者症状，每个人都可能会出现。求生是生物的本能，人也不例外，因此，每人都会对健康产生焦虑。可以说适度地关注健康是正常的和必要的。症状轻微者经过自己调节、医生解释或适当的医疗护理即可缓解。但是严重的健康焦虑则表现为对健康挥之不去的担心，惶恐不安。患者本人感到非常痛苦，难以忍受，伴有社会功能受损，常存在过度占用医疗资源的情况。

与健康焦虑类似，疑病症是一种以担心或相信自己患有严重躯体疾病的持久性优势观念为主的神经症。病人因为这种症状反复就医，各种医学检查的正常结果和医生的解释，均不能打消其疑虑。

健康焦虑和疑病症患者，由于严重高估灾难性后果发生的可能性，而感到痛苦，高度紧张，反复核对、检查、询问等。他们会给自己量体温、测脉搏、量血压，他们还可能会强迫性地检查自己的吞咽是否正常、仔细观察大小便的情况、反复在身上四处摸找肿块和突起……这种状况与强迫症非常类似，区别在于后者是基于想法产生的病症，而健康焦虑和疑病症患者则大多是关注真实的生理感受，然后夸大自己的痛苦。

## 二、进食障碍

神经性厌食症和神经性贪食症等进食障碍与强迫症表现出惊人的相似之处。反复出现的顽固念头强迫患者执行某种仪式或模式化行为来减轻焦虑——拒绝进食或没完没了地进食——紧接着的是让自己呕吐、过度锻炼等强迫行为。与强迫类似，许多进食障碍者对自己的进食习惯产生了负面的想法。他们费力而徒劳地试图平息这些想法，却更容易表现出贪食的症状。而厌食症患者则还可能会产生与食物和体重无关的强迫思维和行为，其中包括要把物体排成对称形状的非理性意向。

## 三、身体变形障碍（身体畸形恐惧症）

身体变形障碍主要见于青少年或成年早期，患者坚信自己身体外表，如鼻子、眼睛、嘴唇等部位，存在严重缺陷，或变得很难看，要求施行矫形手术；但实际情况并非如此，即使其外貌有轻度变异，也远非患者认为的那么难看。大多数患者对自己在脸上或头上找到的瑕疵忧心忡忡，比如说几条小皱纹在他们眼里就是惨不忍睹的畸形。他们可能会每天花上几个小时来进行强迫性仪式，会在镜子里来回审视自己，并用一层又一层的化妆品来掩饰自己"丑陋"的皮肤。患者往往以为他们臆想中的缺陷会让人看了心惊肉跳，于是有些患者就很少出门。如果外出就一定要戴上假发，用帽子或墨镜遮挡，要不就只待在某个地方不动。有些人只要路过商店的橱窗或是汽车就忍不住要停下来检查一下自己的容貌。

与强迫症类似，这类患者的侵入性思维非常顽固，区别在于固着在一个特定的主题——外貌的缺陷上。一般是他们自己的缺陷，但有时也可以是亲友的缺陷（替代性身体畸形恐惧症）。

## 四、冲动控制障碍和成瘾行为

冲动行为是强迫谱系中比较常见的病症之一。

拔毛癖者表现为强迫性地拔掉自己的毛发。有些人会拔掉自己的头发，其频繁程度达到可使头顶某些地方出现明显秃发的地步。有些人除拔头发外，也会拔睫毛或是阴毛。

搔抓症者表现为强迫性地搔抓皮肤上的斑点、疤痕或突起，有时一天持续几个小时，有时甚至睡着了还会这样做。有些搔抓症者会把他们抠下来的东西咀嚼吞下，还有些则会动用缝衣针、别针、刀片、起钉器等工具。

病理性赌博、病理性纵火、强迫性偷窃、强迫性购物，以及各种成瘾行为，如酒瘾、烟瘾、性瘾、毒瘾等，他们的表现也都是强迫性的。

需要注意的是，冲动行为和成瘾行为与强迫症行为在动机上是有区别的。

### 五、社交焦虑症和特定恐惧症

社交焦虑症患者在与人交往过程中总觉得自己的表情不自然、脸红、紧张，觉得给对方造成不适的反应，担心别人会怎样看自己，从而严重影响正常的社交功能。严重者往往是一个人待在家里，足不出户。

特定恐惧症表现为对特定的动物、场所、情境表现出强迫性的恐惧。他们明知没必要担心和回避，但控制不住想法和行为。

可以看出，社交焦虑症和特定恐惧症在本质上属于强迫症谱系。

### 六、沉溺于白日梦

一般认为，适当的白日梦——无定向的思维或神游是一种正常甚至可能有益的人类认知，有时候能帮助我们解决问题。但如果过度地做白日梦，甚至控制不了做白日梦，并对生活产生了影响，那就是强迫行为了。弗洛伊德说做白日梦是幼稚的，是神经症的表现。现代有人把强迫性地做白日梦称为"白日梦适应不良症"。这类求诊者经常用"胡思乱想""天马行空"来描述自己。有一个做白日梦者如此描述自己的情况：

我在自己的头脑里编织着不计其数的情节和故事，创造出各式各样的人物。

头脑中的故事，有些是让人心惊肉跳的场面，例如我的父母死掉了，我的老师遭受学生们虐待、拷打，我的闺蜜遭受强暴……

### 七、强迫性嫉妒

强迫性嫉妒是指强迫性地怀疑其配偶对自己不忠，会偷偷地检查伴侣的内裤，查看有无性行为的痕迹。如果配偶单独外出，会强迫性地注意他/她的穿着，但没有达到妄想的状态。他们对侵入性想法的反应是过度检查或是不断地要求别人给予安慰，也可能会想方设法地阻止伴侣单独出门，以求断绝他们被人求爱的危险。

# 强迫思维无关乎道德和人品

28岁的李女士刚升级为妈妈，孩子四个月大，非常可爱。对大多数母亲来说，这是既辛苦又甜蜜的日子。可是，对李女士来说，每一天过得都很煎熬。

自打孩子出生以来，李女士没有及时适应"母亲"的角色。她的睡眠比以往任何时候都要差，随时要根据孩子的情况来哺乳。起夜、换尿布，整天忙乎的尽是小孩的事情……

有一天晚上，孩子从半夜1点多开始不断哭闹，愣是折腾了近两个小时，李女士说当时都快疯掉了，脑中突然冒出想掐死孩子的念头。当时心中感到非常恐惧，马上把这个念头强压下去。可是，从第二天开始，类似的念头越来越多地冒出来，她总是担心自己会对孩子做出这样或那样的不利事情，如用菜刀砍他、用剪刀刺他、用手掐他、把他摔下楼梯等等；看到电视中有关伤害孩子的情节，她经常会联想到自己孩子身上，怕自己某天真的伤了孩子。为此，李女士不敢与孩子单独相处，白天时经常带孩子到人多的地方，以便减少头脑中的不良念头，也以利于在她出现伤害孩子的行为时，有人能及时阻止她。晚上丈夫在家时，她感觉还好，如果遇到家里只有她与孩子时，她就惶惶不可终日。她为自己有这样"邪恶"的念头感到羞愧。李女士感到纳闷，自己明明很爱孩子，不可能做出伤害孩子的事情，但是无法阻止自己头脑中"邪恶"的念头。

在实在忍受不了种种"坏念头"的折磨之后，李女士瞒着家人，一个人悄悄地走进了台州医院心理卫生科诊室。

心理治疗师在了解李女士的病史之后，对其进行了详细的精神检查和心理评估，最后诊断李女士的问题为"产后强迫"。李女士经过系统、规范的心理治疗之后，终于与"邪恶"的念头和解了。

如今，由于抑郁知识、焦虑知识的普及，许多人对抑郁、焦虑情绪已经能够坦然接受。但由于强迫念头往往是世俗认为"不好"或"邪恶"的念头，再加上对强迫障碍的不了解，人们很容易把强迫念头当成是见不得人的，甚至把它跟传统的精神病混同，所以经常讳疾忌医，选择独自一人与强迫念头搏斗。

的确，如果有人告诉你他担心自己患艾滋病、梅毒等性传染病，你不会怀疑他生活不检点，滥交无度吗？因此，强迫症者以为自己阴暗的侵入性想法会被别人贴标签：有这样想法的人只能是疯子、恶人、危险分子，别人知道了情何以堪呢，他们一定会避而远之……许多时候，就算到了心理卫生科诊室，强迫症者仍然是欲言又止，显得不好意思，非常害怕被贴上残暴或是变态的标签。

其实，脑科学工作者和心理卫生工作者都知道，强迫思维根本不"邪恶"，而且与道德和人品无关。正所谓"上帝与撒旦一体两面"，强迫思维只是一种侵入性的"意识流"而已。如果不信，请你关闭各种感官，把注意力集中在呼吸上试试，我敢肯定地说，除有冥想习惯的人以外，对大部分人而言，不出几分钟，你的思维就会发生游离。

中国俗语中有一句叫："别看他人五人六的样子，肚子里有几条蛔虫都不知道呢。"而作者经常在心理卫生科门诊反过来告诉强迫症者——"想归想，做归做"即可，"别人肚子里有几条蛔虫"关你什么事啊，同样，你心里想什么也不关别人的事！

如果从正念治疗的角度说，强迫思维是因为我们成了大脑自动思维的奴隶，而失去了停顿和自由选择的能力之结果。

## 强迫思维不能用讲道理和意志力去对抗

他就是想多了，缺乏意志力；

叫你别多想，你还要想；

他爸爸不知跟他讲了多少道理，他就是听不进去；

有什么好担心的啊；

他一点儿正能量都没有，脑子里尽想些不好的东西；

想一点儿积极向上的东西不就可以了嘛；

……

许多强迫症者表示，他的许多亲人和朋友经常是这样告诉他的，但"谁希望去想啊""控制不住啊"，大部分时候是越控制越糟糕。

是的，强迫思维是一种不请自来的侵入性思维，是无法用讲道理和意志力去对抗的。例如，英国首相温斯顿·丘吉尔曾一度担任海军大臣，但他却讨厌乘船，因为他有种想要跳进水里去的冲动。有一次，丘吉尔告诉他的医生查尔斯·莫兰，说自己特别讨厌睡在和阳台相连的卧室里，因为他会因此产生跳楼的冲动，他说："这种时候，我其实一点儿也不想告别这个世界。我没有任何离世的意愿。但是这样的想法——让人绝望的想法，还是会进入我的脑中。"

费奥多尔·陀思妥耶夫斯基在《冬天里的夏日印象》中写道："给自己布置一个任务，尽量不去想一只白熊，但是这个可恶的东西却无时无刻不闯进脑海里。"

列夫·托尔斯泰在孩提时与兄弟们创建了一个叫"蚂蚁兄弟"的俱乐部，其成员据说会发现奇妙的事情。而想要加入这个俱乐部的人，只要能站在屋子的角落里克制自己不去想北极熊就可以了。但无论他们如何费力，却都做不到。

阿尔伯特·爱因斯坦的朋友和同事库尔特·哥德尔的情况更糟。哥德尔是 20 世纪杰出的数学家，他终生的追求就是理性，他所证明的不完全性定理使用逻辑来探讨和揭示逻辑的局限性。然而，他却受到了极不理性的强迫思维的困扰：他认为自己会意外中毒，毒源可能是腐坏的食物，也可能是冰箱里逸出的有害气体。如果他的妻子没有事先尝过食物，他就一口都不敢吃。后来他的妻子生病了，无法为他试吃食物，结果哥德尔被心中的强迫念头所困，活活地把自己给饿死了。

这些名人不缺意志力吧，可是连他们都做不到，我们普通人如何能用意志力去控制强迫思维呢？

哈佛大学有一个著名的"白熊试验"。受试者被分为两组：初始表达组和初始压制组。在试验中的一个阶段，初始表达组被要求主动去想一头白熊，而初始压制组被要求尽量避免想一头白熊。结果，初始表达组想到白熊的次数实际上很少，初始压制组反而多次想到白熊。这就证实了压制会引起反弹。另一种试验采取"分心策略"，要求受试者不想白熊，而是想一辆红色的汽车。最后，这组人想到白熊的次数略微减少了一点，但还是很多。

这个实验被重复了许多次，每次得到的结果都类似。这就证明要压抑不应有的想法，即便不是全无可能，也是相当困难的。而如果竭力不去想一个念头，结果只会导致这种念头在停止压抑之后剧烈反弹，即"后抑制反弹效应"。借用奥斯卡·王尔德的话说就是："有些人什么都不怕，就是怕诱惑，因为他们明白，要压抑自己的思想简直比登天还难。"

因此，强迫思维者需要学习的是如何与侵入性思维和平相处，而不是在头脑里自己跟自己对话或用意志力去消灭它。下面借《伊索寓言》中的一则故事再来强调这一观点：

古里迪［印］中有一个叫赫拉克莱斯的神，这个神周游四方，是制服猛兽和怪物的高手，英勇无比。一天，他在路上行走，被一苹果大小的石头绊倒。"这个东西"绊倒了赫拉克莱斯后，逐渐变大。于是赫拉克莱斯就用手中的剑刺它。没想到的是，这个东西变得越来越大，最后终于大到足以压倒赫拉克莱斯。这时阿苔娜女神经过这里，对赫拉克莱斯说："如果你再反抗'这个东西'，它就不只是变大，还会用其他方法对待你。"赫拉克莱斯听了阿苔娜女神的话，英勇无比的他也觉得自己的行为愚蠢，于是收回宝剑。

令人惊讶的是，等赫拉克莱斯一走开，这个巨大的物体立即变小，恢复到原来像苹果大小一样。

这个故事对那些易被强迫思维困扰的人来说，具有很高的参考价值。赫拉克莱斯无法战胜那个绊倒他的东西，而强迫症者也无法通过对抗强迫思维来战胜它。大部分情况是，越是正面对抗，其结果却恰恰相反，强迫念头越是强烈。


## 强迫行为与记忆力好坏无关

医生，我记忆力不好，事情做过就忘；

看他的记性，检查过那么多遍了还没记住；

医生，吃些补脑、增加记忆的药有效吗？

……

许多强迫症者与其家属经常会在就诊时这样告诉医生。还有些强迫症者在来心理卫生科就诊以前，可能因"记忆力"问题而在神经内科、中医科治疗过很长时间。这怪不得他们。早期的一些心理学家也是这样认为的：强迫症者之所以反复检查，可能是因为记忆力差，他们只不过忘记了之前的检查罢了。

现在已经非常清楚，强迫症与记忆力的准确与否无关，而是强迫症者对自己的记忆真实性的信心没有了。也就是说，强迫症者已经不怎么信任自己的记忆了。例如，反复检查门窗安全的强迫症者无法清楚地记得自己是否锁好门窗，但他们却清楚地记得其他非常琐碎的事情。加拿大康考亚大学进行的一个心理学实验就证明了这一观点：

心理学家让一组学生打开电炉，再关掉它，然后检查电炉是否确实已被关掉。另一组学生则被要求去开关水龙头。所有志愿者都被要求一遍又一遍地重复整个过程，直到他们完成第 19 遍为止。在这些重复性任务开始之前和完成之后，每个志愿者（包括开关水龙头的）都被要求关掉电炉上的三个按钮，然后检查一下是否确实已经关掉了。在每次完成之后，志愿者都被要求回忆一下到底关掉了哪几个按钮。

所有的学生都能记起第一次实验的细节。他们记得自己是如何关掉电炉上那几个按钮的。但是到了第二次的时候，也就是在反复检查之后进行的实验中，科学家们发现有意义的差异出现了。花费了大量时间开关电炉的学生对第二次实验的记忆与第一次有所不同。他们对记忆准确性的信心有所下降，而且记的细节也开始模糊不清——不像第一次那么详细、生动。

强迫症者的情况也是如此：越是频繁地去做一件事，就会越是不确定自己是否做过这件事。有些强迫症者甚至盯着电灯开关也无法确定是否已经关好，或者仔细地注视自己擦洗干净的双手却无法相信手已经清洗干净了。

作者每当听到强迫症者说自己记忆力差时都会告诉他，"你不是记忆力差，而是注意力固着和感知麻痹"。事实也证明，反复检查会弱化自己对记忆的信心，紧盯着一件物品看也会降低自己对眼睛收集到的信息的信心，重复地念一个名字、地址或是文件会使它们的意义模糊起来。这就是许多强迫症者反复、大声地读一篇文章，但无法明白其内容的原因所在。

# 强迫具有一定的易病素质和人格类型

14 岁的女孩陈素素（化名），从小就被不停地表扬："这孩子，做什么事都特别认真。"

素素对自己要求很高，上课的知识点，没搞明白子丑寅卯，她绝不罢休；课桌上的书，她不整理好不离开座位；作业写得工工整整，错了一个字，她都不允许；在学校，她一直是老师表扬的对象。

"我家素素，一点都不用我操心。"母亲黄女士也是一脸的骄傲。小时候的素素，一直都是其他家长羡慕的"别人家的孩子"，还有家长特意向黄女士请教育儿经。

去年 9 月，素素上九年级，到了升学的关键期，可她的成绩不升反降，这让黄女士怎么也想不通。

为了提高成绩，素素学习得更加认真，她给自己定了许多"小目标"，每天的目标不完成，她就不睡觉。

黄女士发现，女儿的认真已经到了吹毛求疵的地步，一道简单的数学题，她能翻来覆去地看上好几遍，足足用上半个小时才算心满意足。"别人做 1 个小时的题，她得用上 5 个小时，这样算来，每天就是把睡觉的时间都挤出来也是不够的。"

看着通宵达旦苦战的女儿，黄女士认为素素用错了学习方法。可素素的回答始终如一："不努力，就要落后。"

眼看素素的成绩一降再降，她却丝毫没有改变自己的意思，黄女士的心里是愁了又愁。

有心理卫生科临床经验的人很容易看出，素素的个性中存在"完美主义"倾向。这类个体忍受不了事情的不完美，他们往往将大量的精力投注在那些与他们的生活息息相关的事情上，努力去改善它们，尽量使其完美，乐此不疲。但是，世界上并不存在完美无缺的事物，因此，这类个体往往活在挣扎和痛苦之中。如果不积极引导和纠正，就有可能会发展成强迫人格甚至强迫症。

事实如此，强迫症隶属于神经症范畴，具有一定的易病素质和人格类型。

行为主义理论认为，强迫症是一种对特定情境的习惯性反应，强迫行为和强迫性仪式动作被认为是减轻焦虑的手段，由于这种动作仅能暂时地减轻焦虑，从而导致了仪式行为的重复发生。此外，生活事件如工作过分紧张、要求过分严格、处境不佳、重大精神刺激和强迫型人格（小心多疑、求全求美、犹豫不决、优柔寡断）在疾病的发生中也起了一定的作用。

研究表明，神经症常见于情绪不稳定和内向型人格的人。一般认为，神经症患者不一定有人格障碍，但是人格障碍的存在为神经症的发生和发展提供了一个有力的条件。内倾而高度情绪化的人在素质上易患情绪恶劣的神经症，如焦虑症、强迫症、恐惧症等；外倾而高度情绪化的人在素质上易患癔症、精神病态性的障碍或犯罪。由此说明人格与神经症不仅有关，而且有特殊的关系。

从精神分析学的观点看，强迫症与童年期的心理冲突没有得到适当解决有关。例如，弗洛伊德说强迫症是由童年时自慰所产生的罪恶感被压抑所致。在弗洛伊德看来，童年时对性欲或排泄本能的压抑所产生的心理冲突会在潜意识最阴暗的角落里腐臭生脓。下面这一例强迫症者的成长史即可说明这一观点（摘录自她的日记）：

对于小时候的事，很多都不记得了，但印象中深刻的事情，就是小时候有很多小伙伴一起玩，自己不知道从哪里学来的，和小伙伴做过类似性行为的事。在我的记忆里，一起玩的小伙伴们，男的女的都会做这样的事情。那时候大概是六七岁或者七八岁，具体多大记不清了，只知道自己做过好几次这样的事情并学会了自慰。后来有一次，妈妈知道了这件事，打了我一顿，从此我再也不敢和小朋友做那样的事了，但是偶尔也会自慰。一直到我比较懂事，大概到初高中的时候，对性有了一定的了解，想起小时候干的这些事，觉得好自卑和羞耻。有时候也会自慰，但过后都有罪恶感，感觉那样做是不对的。高中的时候，我有时觉得别人会不会知道我小时候的事，会不会有同学在背后议论我。我也开始对自己的生殖器在意，觉得自己的是否和别人的不一样，是否因为自己从小有那样的经历，所以生殖器比别人的肥大一些、颜色深一些。每当看到路边广告上关于性病的治疗，心里就会不舒服。在我参加高考前，听同学说要体检，还要脱光衣服检查，为这事，我心里担心了好久，觉得自己会不会因为生殖器和别人的不同而被发现曾经有那样的经历……

因此，如果希望彻底摆脱强迫，就必须深入人格结构中进行处理。

# 强迫行为不能纵容

你曾经在学校或其他公众场所听到过火警响起吗？很响的铃声和老师叫你离开学校的声音让你感到焦虑，所以你想离开大楼去一个安全的地方。但是，有时候，要么因为意外，要么因为恶作剧，没有火灾发生时，火警也会响起。即使没有火灾，只要铃声一响，人们也会变得有些焦虑，并离开大楼到一个安全的地方。人们自认为有些危险的事情正在发生，但其实没有。

许多时候，心理治疗者会用这个例子与强迫症者展开讨论。

是的，强迫症就像一种虚假的火警。当强迫症患者有一种强迫行为或可怕的想法时，就像有人在你脑袋里拉了一下警报器。然而，就像一次虚假的火警一样，周围并不是真的有什么危险的东西。

可是，没有经过治疗的强迫症患者往往无法识别出"强迫念头来了""这是虚假火警""这是骗子"……在"万一是真的呢？""宁可信其有，不可信其无"等观念的引导下，强迫症患者不断地"上强迫症的当"而采取强迫性的检查、清洗仪式的动作。这样就会导致恶性循环，有如饮鸩止渴，陷入强迫观念—焦虑情绪—强迫行为—焦虑暂时缓解—强迫观念的恶性循环。因此，强迫行为不能纵容。换句话说，有效地阻止强迫行为是治疗强迫的关键环节。下面借用理查德·所罗门教授的实验来说明：

在哈佛大学，所罗门把单只的狗关在一个小房间内，房间中央用一个障碍物隔成两块。障碍物不高，狗可以轻易地越过去，从一边跳到另一边。房间的地面上铺着铁丝网，可以通电。狗在一边待着的时候，所罗门会让房间里的灯闪烁几次，十秒钟后，给狗这边的铁丝网接通电源。狗被电击之后会越过障碍物跳到另一边。等狗平息下来之后，所罗门会重复整个过程，先让灯闪烁，再电击。这个动作上百次甚至上千次地重复进行，直到那条狗形成条件反射，灯一闪，它就会跳到房间另一边为止。

然后有一天，所罗门把障碍物增高，让狗没法再跳过去。结果当灯再度闪烁起来以后，心惊胆战的狗发现无法逃脱自以为接下来会发生的可怕事情时，就发起狂来。它来回打转，往墙上乱抓乱跳，狂吠不止，屎尿齐流。但是所罗门却没有接通电源。因为没有被电击，狗渐渐平静下来。同样的过程重复了几次之后，狗对灯光闪烁的恐惧消失了。即使再把障碍物降低到它可以越过的高度，它也不会再在灯光闪烁时跳过去。

把这种方法延用到强迫的治疗中就是"暴露反应阻止"（ERP）：先用

患者的强迫思维关注物刺激他们，让他们感到焦躁不安，但禁止他们用逃避、压制等取巧的办法解决问题，也就是说不能让他们展开强迫行为。这时他们的焦虑感可能会不断上升，在到达顶峰一段时间之后，焦虑感就会慢慢衰减下来。当病人体验到焦虑可以自行消散，而不需要强迫行为的帮助时，强迫观念—焦虑情绪—强迫行为—焦虑暂时缓解—强迫观念的恶性循环就可以打破。这样，强迫症自然就治好了。下面再借用一些名言来强调一下改变行为在强迫治疗中的重要性：

奥维德：没有什么比习惯的力量更强大；

圣·奥古斯汀：如果不去对抗，习惯很快就会成为必需；

吕巴克：习惯和惯例有令人难以置信的毁灭性力量；

西班牙俗语：习惯和惯例是圈套，然后变成锚索；

塞缪尔·约翰逊：习惯的锁链一直难以察觉，直到它变得难以打破；

艾斯基罗：患者被迫做出并非出于自己理智和情感、内心抗拒但意志力不能控制的行为；

托马斯·肯比斯：一个习惯必须用另一个习惯去克服；

威廉·萨默塞特·毛姆：世上不幸的事之一就是好习惯总比坏习惯容易改变；

弗雷德：强迫行为是强迫观念糟糕的解决方式；

马克·吐温：习惯就是习惯，谁也不能将其扔出窗外，只能一步一步哄它下楼；

拉尔夫·沃尔多·埃默森：做你恐惧的事，恐惧肯定会终结。

当然，这个过程的实践仅仅依靠强迫症患者自己的意志力是无法实现的，需要借用心理治疗师及家人的帮助，配合使用渐进性放松技术与正念呼吸技术来进行。

# 强迫的治疗应以心理治疗为主、药物治疗为辅

目前，治疗强迫症的方法主要有药物治疗和心理治疗两个方面。强迫症的药物治疗主要基于强迫症可能存在的某些生化及病理变化。半个世纪以来的临床实践确实见证了药物治疗的临床疗效，例如，帕罗西汀、氟西汀、舍曲林、氟伏沙明等药物均可用于强迫症的治疗，并有一定的疗效。但是，精神卫生科的临床经验告诉我们，精神科药物不如抗生素治愈细菌感染那样彻底，它们并没有"根治"问题。这样，即使最有效的药物，也远远不是解决思维和行为问题的理想方法。

在心理治疗方面，认知治疗、行为治疗、森田疗法、正念疗法，以及其他心理疗法如认知领悟疗法、精神分析等在强迫症的治疗中均发挥了重要的作用。但是，我们也要看到，心理治疗往往针对的是轻、中度患者。当患者的症状严重或心理干预不可用时，应考虑先使用药物控制其临床症状。当然，也可联合应用药物治疗和心理治疗，这样可以加强治疗效果，等症状缓解后再采用其中一种治疗方式维持治疗。

关于药物治疗与心理治疗的关系，我们认为，以心理治疗为主，配合适当的药物治疗，这比较符合大多数强迫症病人的情况。药物治疗与心理治疗两种方法在强迫症治疗中的作用可以用学游泳的过程来比喻。在治疗的早期阶段，适当运用抗强迫药物会使认知行为疗法、正念疗法、森田疗法等心理治疗的操作变得容易些。

如此，药物就像是帮助孩子学会游泳的游泳圈一样，它减少了焦虑和恐惧情绪，使你在游泳时更容易"漂起来"。随着治疗的进展，像学游泳的孩子逐渐发挥自己的能动性而给游泳圈的充气越来越少，最终可以完全脱手自己游一样，进行心理治疗的强迫症患者，每月使用越来越少的剂量的药物，仍可持续进行心理治疗。最终，很多强迫症患者使用药物的剂量很小或完全停用。

业已证明，心理疗法能改变强迫症患者的大脑状况。下面试举例说明。

### 1. 思考可以改变大脑

贺拉斯曾说："支配你的思想，否则它将支配你。"神经科学家巴斯库尔·里昂研究发现，仅一种想象行为（也是思考行为）就能改变大脑的物理特性。在一项绝妙的"心－物作用"（mind over matter）确认实验中，埃默里大学的研究者海伦·梅贝格证实，在人们用抗抑郁药改善抑郁后出现的大脑变化也会在有效的谈话治疗后出现。

因此，如果我们主动去思考一些有趣的、有积极意义的东西，我们的强迫念头就会减少。正如弗雷德所提出的"你想少操心的话，就要多考虑"，阿瑟·柯南道尔也说："没有想象，就没有恐惧。"

### 2. 行动可以改变大脑

威斯康星大学的一项针对僧侣的研究表明：冥想可以使这些僧侣的脑波活动出现持久而有益的改变。还有研究表明，小提琴手的大脑活动更多地被触弦的那只手而非另一只手改变，并且，与非小提琴手相比，小提琴手有更多的脑物质被用于触弦的那只手。也就是说，这只手的复杂运动引起了大脑结构的变化。英国的研究人员发现，那些出租车司机中的精英们（他们经过长期的训练而掌握了一门绝技：由 25000 条街道构成的心理地图）拥有一个大于平均值的海马体，这一大脑区域与认知及导航有关。而且，他们的更大的海马体是经过训练才形成的。

国内的王艳明等以一例强迫症患者为对象，进行为期 4 周的密集的观呼吸训练。结果发现，从第二周会谈开始，来访者报告注意力等开始改善，并在最后一次咨询时（第 4 周）报告其症状消失，一年后的随访发现其症状依然得到一定程度的控制。因此，他认为观呼吸技术可能对某些强迫症患者有治疗价值，值得关注。

### 3. 体验改变大脑

一项针对战士的研究表明，在因参战而患上创伤后应激障碍的老兵接受一种暴露疗法（老兵被逐步地、以受控而安全的方式暴露在与创伤相关的一些图像和想法面前）的治疗后，他们的大脑杏仁核的活动得到控制。马萨诸塞州总医院的萨拉·拉扎尔博士研究发现，经常进行正念冥想的人与那些不这样做的人的大脑能测量出明显差异。她利用 MRI 进行大脑扫描，发现一直进行正念练习组比对照组的前额叶皮层更厚，该区域负责推理和决策。此外，她还发现了增厚的脑岛，这部分区域与感受内部知觉和思维有关，被认为是情绪感受知觉的关键结构。她指出，由于大脑皮质和脑岛通常在 20 岁之后开始退化，因此练习正念可能有助于弥补一些机体老化造成的损失。她还认为，正念禅修可以对大脑产生长期的重要影响，这种影响绝对不只限于你坐下来禅修的那一刻，而可能对你每一天的生活都有积极影响。

总之，当你被强迫症状控制时，你可以与医生商讨使用一些药物来控制症状。但务必记住：你必须主动参与治疗，付出努力。正所谓"种瓜得瓜，种豆得豆"，你不可能也不应该总是依靠别人来应付你的强迫，从而达到康复。尽管医生在治疗的时候会给你布置一些任务，能帮助你面对和克服可怕的事情，但你也应该学会使自己处于那些场景中，给自己一些挑战性的工作去做，并学会使用医生教给你的方法，为自己在将来的生活中如何处理这些问题获得经验。

因此，强迫症的治疗应以心理治疗为主、药物治疗为辅。

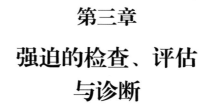

第三章

**强迫的检查、评估
与诊断**

人类的理智，无法了解真正的教诲。可是如果你感到疑惑，而且觉得无法了解，那你可以与我快乐地讨论其中的事情。

——《倡导家》

　　来访者，男性，22岁，因注意力不集中、反复检查4年来就诊。来访者平常做事小心谨慎，胆小怕事，守规矩，懂礼貌，学习认真。小学、初中时的成绩一直是班级里前几名。高中以来，他感觉学习力不从心，逐渐出现上课时注意力不集中、容易走神的情况。周围同学的讲话都会影响他专心听讲，哪怕是同桌写字时用力一点、作业做得快一点也会使其出现紧张、着急、害怕自己犯错误的症状。做作业和考试时，题目明明很简单，他还是反复检查，生怕做错了。离开宿舍准备去教室时，他会反复检查书包里的文具、书本，生怕漏带了。父母和老师当时以为他只是压力太大，于是不断给予他安慰和做思想工作，但他一直未来就诊。在上述症状的影响下，来访者高考不顺，只考上了专科。在大学的一次心理健康方面的讲座中，他了解到自己的这种情况可能是一种心理障碍，遂与家人一起到台州医院心理卫生科就诊。

　　医生在了解来访者的病史及详细的精神检查之后，进行了必要的心理评估：

　　1. 90项症状自评：总分226分，躯体化（轻），强迫状态（重），焦虑分（中），敌对分（中）；

　　2. 心理健康测查（PHI）：神经症型；

　　3. 强迫问卷：一天中共有6~8小时存在反复思考、冲动行为。

　　医生诊断该来访者为"强迫障碍"。经过联合药物治疗和心理治疗1年余，来访者摆脱了强迫的折磨。用他自己的话说，"以前感觉脑子里有两个我，现在只有一个我了"。

　　很遗憾，该来访者一开始由于不知道自己的状况是一种强迫，而且是可以治疗的，所以长期处于痛苦之中，并且其学业受到很大影响。因此，不管是普通的百姓，还是非精神卫生科医疗工作者，学会识别强迫的表现是非常重要的。

　　一般地说，强迫症者需要进行心理状况和人格特点、其他疾病状况的检查与评估。

# 心理状况和人格特点的检查与评估

不管强迫的原因是什么，对处于强迫状态的来访者，首先需要对其心理状况和人格特点进行检查与评估。常采用下面几份问卷进行。

## 一、强迫症的筛查

许多强迫症患者就诊时只向医师诉说情绪症状和躯体症状，有些患者甚至故意隐瞒强迫症状，这导致强迫症大量被漏诊和误诊，这种情况在基层医院和综合性医院内科，如神经内科、消化内科、心血管内科、内分泌科、中医科等更为常见。为了提高强迫症的早期识别率，读者朋友可参考下表进行自我评估。

**汉堡大学强迫症筛查表**

当你感到与某种动物或脏东西靠得太近后，是否会洗手？

1. 是　否

你是否因为桌布或垫子没有摆放得恰到好处而重新调整它们的位置？

2. 是　否

你是否有些时候必须想一些特定的词语或图像到了无法去做其他事情的地步？

3. 是　否

你是否经常感到不可能停止重复一句已经说过的话？（但你只是对自己说）

4. 是　否

在一天中，你是否会想上好几遍那些你已经完成的工作？

5. 是　否

你是否发现在进行某些活动时你无法停止计数？

6. 是　否

有时候，你会怀疑你的伴侣正在做一些不想让你知道的事情，你是否努力让自己摆脱这种想法？

7. 是　否

是否有一些事让你如果不数到一定的数目就无法完成？

8. 是　否

你是否有时候会有意识地努力摆脱要伤害或杀死自己的念头？

9. 是　否

在一天当中，你是否经常记住某些特定的词语、图像或是句子？

10. 是　否

你坐下之前，是否检查公用座位的干净程度，比如公共汽车或出租车上的座位？

11. 是　否

有时候，你是否会大声地重复已经讲过的话，尽管你试图阻止自己这样做？

12. 是　否

你已经离开家后，是否还总是惦念着家中的每样东西是否安好？

13. 是　否

在开始穿衣前，你是否确切地思考过如何穿？

14. 是　否

你是否发现自己毫无理由地数东西？

15. 是　否

是否有这样的日子，你完全被想伤害或杀死自己的念头所占据？

16. 是　否

在读报后，你是否洗手？

17. 是　否

你是否注意到了，在使用某些东西之前或之后，你摸了它们好几次？

18. 是  否

你是不是要摸上电器开关好几次，并一边数着次数，尽管你试图不这样做？

19. 是  否

你是否检查书或杂志有无折角，并且马上要把它们抚平？

20. 是  否

你是否在看完报纸后将它们按原样折好？

21. 是  否

你是否经常有"自己也许病了、瞎了或疯了"的念头？

22. 是  否

是否有这样的日子，你整天只想要伤害或杀死某人？

23. 是  否

上床后，你是否会再次爬起来检查所有的电器？

24. 是  否

你数着一共触碰了多少次电器开关，这样做是否妨碍你的日常生活？

25. 是  否

你是否不断地重新摆放桌上的、壁柜里的或其他地方的物品？尽管在你上次放置好它们后，任何东西都没有被碰过。

26. 是  否

在临发信息之前，你是否还会再次检查信息对象？

27. 是  否

**记分方法：**

A. 算一算问题 3、4、5、6、7、8、9、10、13、14、15、16、22 和 23 的答案为"是"的总数。这些是强迫观念。

总数为 1 或 2：你很可能没有明显的临床强迫观念；

总数为 3、4、5 或 6：你很可能有显著的临床强迫观念；

总数为 7~14：确定无疑，你有显著的临床强迫观念。

B. 算一算问题 1、2、11、12、17、18、19、20、21、24、25、26 和 27 的答案为"是"的总数。这些是强迫行为。

总数为 1~2 或 3：你很可能没有明显的临床强迫行为；

总数为 4~5、6 或 7：你很可能有显著的临床强迫行为；

总数为 8~13：确定无疑，你有显著的临床强迫行为。

## 二、强迫严重程度评定

对强迫严重程度的评定，常采用 YALE-BROWN 强迫量表进行，主要围绕以下问题展开。

（一）强迫思维占据的时间：你有多少时间被强迫思维占据？是否经常出现？（不包括非强迫性的、与自我相协调的、过分而合理的反复思考，或沉缅于这种想法。）

1. 无。

2. 轻度。偶尔出现（一天内少于 1 小时）。

3. 中度。经常出现（一天内 1~3 小时）。

4. 重度。频繁出现（一天内 3~8 小时）。

5. 极重度。近乎持续出现（一天内超过 8 小时）。

（二）社交或工作能力受强迫思维影响的程度：强迫思维使你在社交或工作中受到多少干扰？有没有因此而使你不能完成某件事情？（如果患者现在没有工作，那么假设患者在工作，以评定其受干扰强度。）

1. 无。

2. 轻度。轻度影响社交或工作，但整体活动未受影响。

3. 中度。肯定影响社交或工作，但还可加以控制。

4. 重度。社交或工作受到相应程度的损害。

5. 极重度。丧失社交或工作能力。

（三）强迫思维所致的痛苦与烦恼程度：你感受到多少痛苦与烦恼？

（对于大多数病人而言，这种痛苦也就等于焦虑，但也有例外。如，病人会诉说感到"烦恼不安"，但否认有"焦虑"。在此只评定由强迫思维所致的焦虑，而非广泛性焦虑或与其他症状有关的焦虑。）

　　1. 无。

　　2. 轻度。较少有痛苦与烦恼，且程度较轻。

　　3. 中度。经常有痛苦与烦恼，但还能控制。

　　4. 重度。感到明显痛苦与烦恼，且次数很多。

　　5. 极重度。近于持续感到烦恼，导致什么事情都不能做。

　　（四）对强迫思维的抵制：你做过多少努力来摆脱强迫思维？一旦强迫思维出现，你有多少次试图转移注意力或不理会它？（在此对试图摆脱强迫思维所做的努力作评定，而不论事实上成功与否。）

　　1. 一直努力去克服强迫思维，或者因症状轻微而无需主动去抵制。

　　2. 大部分时间里试图去克服。

　　3. 做过一些努力试图去克服。

　　4. 服从于所有强迫思维而没有克服的企图，但有些勉强。

　　5. 完全并且乐意服从于所有的强迫思维。

　　（五）控制强迫思维的程度：你能控制住多少强迫思维？你成功地阻止或转移了多少强迫思维？

　　1. 完全能控制。

　　2. 基本能控制。能通过自己的努力和集中思想来阻止或转移强迫思维。

　　3. 能控制一些。有时能阻止或转移强迫思维。

　　4. 很少能控制。很少能成功地阻止强迫思维的进行。很难因转移注意力而摆脱强迫思维。

　　5. 完全不能控制。完全无意识地在体验强迫思维，很少能甚至仅是瞬间摆脱强迫思维。

　　（六）你在强迫行为上用了多长时间：你有多长时间用于强迫行为

上？是否经常出现？（如果强迫行为主要表现为有关日常生活的仪式动作，则作以下提问）你在日常活动中出现仪式动作时，完成这项活动所用时间比正常人多多少？（大多数病人的强迫动作是强迫行为的表现，如反复洗手，但也有些病人的强迫行为不容易被人察觉，如默默地反复核对。）

1. 无。

2. 轻度（每天少于 1 小时），或偶尔出现。

3. 中度（每天 1~3 小时），或频繁出现（一天多于 8 次，但多数时间里没有）。

4. 重度（每天 3~8 小时），或出现得非常频繁（一天多于 8 次，且多数时间里都有）。

5. 极重度（每天多于 8 小时），或几乎持续性出现（出现次数太多而无法统计，并且几乎每个小时都出现数次）。

（七）受强迫行为干扰的程度：强迫行为使你在社交或在工作中受到多少干扰？有没有因此使你不能做某些事情？（如果目前没有工作，则假定病人在工作，以评定其受干扰程度。）

1. 无。

2. 轻度。轻度干扰社交或工作，但整体活动未受影响。

3. 中度。明显干扰社交或工作，但还能控制。

4. 重度。导致社交或工作相当程度受损。

5. 极重度。丧失社交或工作能力。

（八）强迫行为所致的痛苦与烦恼程度：如果阻止你正在进行中的强迫行为，你会有什么感觉？（过一会儿再问以下问题）你会变得怎样焦虑？（在此指突然终止病人的强迫行为而不予保证会允许再做时，评定病人所体验到的痛苦与烦恼程度。对大多数病人而言，执行强迫行为时会减少焦虑，所以在做以上评定时，若检查者确定病人的焦虑确实在阻止执行强迫行为后反而减少了，那么再问）在进行强迫行为直至完成并感到满意为止的这个时期内，你会感受到多少不安？

1. 无。

2. 轻度。阻止强迫行为后仅有轻度焦虑，或在进行强迫行为时只有轻度焦虑。

3. 中度。在强迫行为受阻时，焦虑有所增加，但仍可忍受，或在执行强迫行为时，焦虑有所增加但仍可忍受。

4. 重度。在执行强迫行为时，或被阻止执行时，出现显著而持久的焦虑，且越来越感到不安。

5. 极重度。对旨在改变强迫行为的任何干预，或在执行强迫行为时焦虑体验难以忍受。

（九）对强迫行为产生的抵制程度：你做了多少努力以摆脱强迫行为？（只评估所作的努力，而不论事实上成功与否。）

1. 总在努力试图摆脱强迫行为，或症状轻微而无需摆脱。

2. 大多数时间在试图摆脱。

3. 做过一些努力欲摆脱。

4. 执行所有的强迫行为，没有想控制它们的企图，但做时有些勉强。

5. 完全并心甘情愿地执行所有的强迫行为。

（十）控制强迫行为的程度：你想执行强迫行为的内心驱动力有多强？（过一会儿再问以下问题）你能控制住多少强迫行为？

1. 完全控制。

2. 基本能控制。感到有压力要去执行强迫行为，但往往能自主地控制住。

3. 部分能控制。感到强烈的压力必须去执行强迫行为，不努力的话便控制不住。

4. 很少能控制。有很强烈的欲望去执行强迫行为，费尽心力也只能延迟片刻。

5. 不能控制。有完全不由自主的欲望去执行强迫行为，即使做片刻的延迟也几乎不能控制。

## 三、整体心理健康状况评估

强迫症患者常伴有焦虑、抑郁情绪，以及生活习惯、人际关系等方面的问题。为此，常采用 90 项症状清单进行整体心理健康状况评估。

### （一）量表简介

本量表共有 90 个项目。包含有较广泛的精神症状学内容，从感觉、情感、思维、意识、行为直至生活习惯、人际关系、饮食睡眠等，均有涉及。

评定时间范围是"现在"或者"最近一个星期"。

### （二）评定标准

总分：90 个项目所得分之和；

总症状指数（国内称总均分）：将总分除以 90

阳性项目数：被评为 1 ~ 4 的项目数；

总分超过 160 分，或阳性项目数超过 43 项，可考虑筛选阳性。

本量表包括以下十个分量表：

I 躯体化（somatization）；

II 强迫症状（obsessive-compulsive）；

III 人际关系敏感（interpersonal sensitivity）；

IV 抑郁（depression）；

V 焦虑（anxiety）；

VI 敌对（hostility）；

VII 恐怖（photic anxiety）；

VIII偏执（paranoid ideation）；

IX精神病性（psychoticism）；

X附加项目（additional items）。

## 四、人格状况评估

强迫症患者病前都有一定的人格基础，对他们常采用心理健康测查表（PHI）、明尼苏达多相个性测查表（MMPI）进行人格状况评估。但由于MMPI 条目过多（共 566 个条目，临床上应用较多的亦有 399 个条目）、耗时长，临床上应用 PHI 较为广泛。

### （一）量表简介

心理健康测查表（Psychological Health Inventory，PHI），是在总结MMPI 中国版十几年使用经验的基础上编制而成的，仅含有 168 个题目，适合我国国情，较好地解决了 MMPI 题目过多的问题，经检验具有较好的信度和效度，是目前心理咨询门诊中筛选心理障碍者的有效手段。

**本量表包括以下七个分量表：**

I 躯体化（SOM，Somatization）；

II 抑郁（DEP，Depression）；

III 焦虑（ANX，Anxiety）；

IV 病态人格（PSD，Psychopathic Deviate）；

V 疑心（HYP，Hypochondria）；

VI 脱离现实（UNR，Unrealistic）；

VII 兴奋状态（HMA，Hypomania）。

另外加上三个效度量表：Q（无法回答的题目数）、L（说谎的分数）、F（诈病或装坏的分数）。

### （二）评定项目和标准

PHI 根据各个量表的 T 分数，在剖析图上找到相应的点，然后连点成一折线，就可以根据剖析图的特征进行结果解释了。对测验结果的解释主要根据 T 分数来进行。如果某个量表的 T 分在 60 分以上，就可以认为受试者在此方面可能存在一定程度的问题；如果 T 分在 70 分以上，那么可以认为受试者在此方面的问题比较严重。

# 其他疾病状况的检查与评估

出现强迫状态并不能简单地就判定为强迫症，因为除强迫症之外，其他心理疾病中也会经常出现强迫症状。不只是心理疾病，中枢神经系统病变同样会出现强迫状态。因此，在考虑患者患有强迫症之前，需全面评估易导致强迫状态的疾病。

## 一、精神／心理疾病

- 焦虑障碍
- 重性抑郁障碍
- 进食障碍
- 抽动障碍
- 创伤后应激障碍
- 继发于精神病症状的强迫
- 继发于精神活性物质使用的强迫

- 冲动控制障碍
- 人格障碍

## 二、躯体疾病

主要是中枢神经系统疾病。

# 强迫障碍的诊断标准

精神医学的诊断存在很多争议。绝大部分医生和某些来访者会觉得诊断名称言简意赅，不仅使症状一目了然，而且对处理方法给出了明确的方向。某些来访者发现这种标签式的诊断名称还具有正常化的作用（例如，"我患有强迫症"或"我是个强迫症患者"），这会使他们感到欣慰：他们的痛苦和困扰不仅仅专属于他们，与他人也是具有共通性的，因而自己能被他人所理解。来访者会说："哦，原来是那个让我出了问题，我还以为我要疯了呢！"

但是，另一些强迫症患者和少部分治疗者（包括作者本人在内）却不喜欢这样的标签式诊断名称。因为，标签式的诊断名称不仅否定了他们的独特性，还让他们感到自己被病态化或物体化。Phil Joyce 和 Charlotte Sills 曾总结道："目前公认的诊断系统因存在严重的缺陷而颇受争议，尤其这种绝对化的分类方式对理解来访者错综复杂的心理现象毫无裨益，而且诊断系统的形成多半是受行政干预和制药企业的影响。"

鉴于对强迫症诊断的争议，下文仅介绍相对严谨的 DSM-5（美国精神病协会《精神障碍诊断统计手册·第五版》）中有关强迫障碍的诊断标准。

## 强迫症

1.具有强迫思维、强迫行为，或两者皆有。其中，强迫思维被定义为以下（1）和（2）：

（1）在该障碍的某些时间段内，感受到反复的、持续性的、侵入性的和不必要的想法、冲动或意向，这会引起大多数个体显著的焦虑或痛苦。

（2）个体试图忽略或压抑此类想法、冲动或意向，或用其他一些想法或行为来中和它们（例如，通过某种强迫行为）。

强迫行为被定义为以下（1）和（2）：

（1）重复行为（例如，洗手、排序、核对）或精神活动（例如，祈祷、反复默诵字词）。个体感到重复行为或精神活动是作为应对强迫思维或根据必须严格执行的规则而被迫执行的。

（2）重复行为或精神活动的目的是防止或减少焦虑或痛苦，或防止某些可怕的事件或情况。然而，这些重复行为或精神活动与所设计的中和或预防的事件或情况缺乏现实的连接，或者明显是过度的。

注：幼儿可能不能明确地表达这些重复行为或精神活动的目的。

2. 强迫思维或强迫行为是耗时的（例如，每天消耗 1 小时以上），或者这些症状引起具有临床意义的痛苦，或导致社交、职业或其他重要功能方面的损害。

3. 此强迫症状不能归因于某种物质（例如，滥用的毒品、药物）的生理效应或其他躯体疾病。

4. 该障碍不能用其他精神障碍的症状来更好地解释（例如，广泛性焦虑障碍中的过度担心，躯体变形障碍中的外貌先占观念，囤积障碍中的难以丢弃或放弃物品，拔毛障碍中的拔毛发，抓痕障碍中的皮肤搔抓，刻板运动障碍中的刻板行为，进食障碍中的仪式化进食行为，物质相关及成瘾障碍中物质或赌博的先占观念，疾病焦虑障碍中患有某种疾病的先占观念，性欲倒错障碍中的性冲动或性幻想，破坏性、冲动控制及品行障碍中的冲动，重性抑郁障碍中的内疚性思维反刍，精神分裂症谱系及其他精神病性障碍中的思维插入或妄想性的先占观念，或孤独症谱系障碍中的重复性行为模式）。

**标注：如果是**

**伴随良好或一般的自知力**：个体意识到强迫症的信念肯定或可能不是真的，或者它们可以是或可以不是真的；

**伴随差的自知力**：个体意识到强迫症的信念可能是真的；

**缺乏自知力 / 妄想信念**：个体完全确信强迫症的信念是真的。

**标注：如果是**

**与抽动症相关**：个体目前或过去有抽动障碍史。

## 躯体变形障碍

1. 具有一个或多个感知到的或他人看起来微小或观察不到的外貌方面的缺陷或瑕疵的先占观念。

2. 在此障碍病程的某些时间段内，作为对关注外貌的反应，个体表现出重复行为（例如，照镜子、过度修饰、皮肤搔抓、寻求肯定）或精神活动（例如，对比自己和他人的外貌）。

3. 这种先占观念可引起具有临床意义的痛苦，或导致社交、职业或其他重要功能方面的损害。

4. 外貌先占观念不能用符合进食障碍诊断标准的个体对身体脂肪和体重的关注的症状来更好地解释。

**标注：如果是**

**伴随肌肉变形**：个体有自己的体格太小或肌肉不够发达的先占观念。即使个体也有身体其他部位的先占观念，而且这种情况经常有，此标注也应被使用。

标注：如果是

表明关于躯体变形障碍的信念的自知力的程度（例如，"我看起来很丑陋"或"我看起来是畸形的"）。

**伴随良好或一般的自知力**：个体意识到躯体变形障碍的信念肯定或可能不是真的，或者它们可以是或可以不是真的；

**伴随差的自知力**：个体意识到躯体变形障碍的信念可能是真的；

**缺乏自知力/妄想信念**：个体完全确信躯体变形障碍的信念是真的。

## 囤积障碍

1. 持续地难以丢弃或放弃物品，不管它们的实际价值如何。

2. 这种困难是由于感觉到积攒物品的需要及与丢弃它们有关的痛苦。

3. 难以丢弃物品导致了物品的堆积，从而导致使用中的生活区域的拥挤和杂乱，而且显著地影响物品用途。如果生活区域不杂乱，则只是因为第三方的干预（例如，家庭成员、清洁工、权威人士）。

4. 这种囤积引起具有临床意义的痛苦，或导致社交、职业或其他重要功能的损害（包括为自己和他人保持一个安全的环境）。

5. 这种囤积不能归因于其他躯体疾病（例如，脑损伤、脑血管疾病、肌张力减退、智力减退、性腺功能减退与肥胖综合征）。

6. 这种囤积症状不能用其他精神障碍（例如，强迫症中的强迫思维、重性抑郁障碍中的能量减少、精神分裂症或其他精神病性障碍中的妄想、重度神经认知障碍中的认知缺陷、孤独症谱系障碍中的兴趣受限）来更好地解释。

标注：如果是

**伴随过度收集**：如果难以丢弃物品，伴随在没有可用空间的情况下过度收集不需要的物品。

标注：如果是

**伴随良好或一般的自知力**：个体意识到与囤积相关的信念和行为（与难以丢弃物品、杂乱物或过度收集有关）是有问题的；

**伴随差的自知力**：尽管存在相反的证据，个体仍几乎确信与囤积相关的信念和行为（与难以丢弃物品、杂乱物或过度收集有关）没有问题；

**缺乏自知力／妄想信念**：尽管存在相反的证据，个体仍完全确信与囤积相关的信念和行为（与难以丢弃物品、杂乱物或过度收集有关）没有问题。

## 拔毛癖

1. 反复拔自己的毛发而导致毛发减少。

2. 重复性地试图减少或停止拔毛发。

3. 拔毛发引起具有临床意义的痛苦，或导致社交、职业或其他重要功能方面的损害。

4. 拔毛发或脱发不能归因于其他躯体疾病（例如，皮肤病）。

5. 拔毛发不能用其他精神障碍的症状来更好地解释（例如，像躯体变形障碍中的试图改进感受到的外貌缺陷或瑕疵）。

## 抓痕（皮肤搔抓）障碍

1. 反复搔抓皮肤而导致皮肤病变。

2. 重复性地试图减少或停止搔抓皮肤。

3. 搔抓皮肤引起具有临床意义的痛苦，或导致社交、职业或其他重要功能方面的损害。

4. 搔抓皮肤不能归因于某种物质（例如，可卡因）的生理效应或其他躯体疾病（例如，疥疮）。

5. 搔抓皮肤不能用其他精神障碍的症状来更好地解释（例如，像精神病性障碍中的妄想或触幻觉，像躯体变形障碍中的试图改进外貌方面感受到的缺陷或瑕疵，像刻板运动障碍中的刻板行为，或像非自杀性自伤中的自我伤害意图）。

第四章

治疗强迫的常用方法

如果你想要养成某种习惯，去实践它；如果你不想养成某种习惯，不要去实践，而是使自己习惯于别的事情。

——爱比克泰德

　　强迫障碍的治疗需要药物和心理相互协调，是一个长期过程，包括急性期和维持期治疗。急性期的目标是减少强迫症状的频率和严重度，改善患者的社会功能；长期目标是消除强迫症状、改善生活质量。

　　具体地说，药物对于强迫症的治疗具有快速起效的作用，但无法根治强迫，属于治标范畴；心理治疗以及改变生活模式（改变认知行为方式、解决早年留下的心理 / 心灵创伤、培育正念等）等非药物治疗方法起效较慢，但疗效相对较久，属于治本范畴。

　　下面将对我们临床治疗强迫常用的方法进行介绍，供大家参考。

# 强迫症的药物治疗原则

　　来访者，女性，17 岁，高中学生。因担心、反复检查 3 年就诊。3 年来，来访者在无明显诱因下出现担心、反复检查的症状。她在离开家上学时担心门有没有关，文具有没有带好；放学回家时担心有没有把老师布置的作业记下来；在校期间担心同学会不会讲自己坏话，会不会因自己容易脸红而被同学嘲笑。就这样，她离开家后有时要跑回去看看门窗，在路上不断地把手伸进书包和口袋检查，还不时地回头看一下路上有没有自己落下的东西，反复询问同学刚才自己有没有讲错话。她自己也知道没必要如此，但不这样做就会坐立不安。最近半年来学习压力加大使其症状加重，于是被母亲带到台州医院心理卫生科就诊。

　　心电图、脑电图、头颅 CT、血生化、甲状腺功能等检查无异常。诊断考虑是强迫障碍。由于不方便定期来医院进行心理治疗而要求用药。医生给予药物舍曲林治疗，从 25 毫克（半片）开始，逐渐加量，在第 6 周时加到了 150 毫克（3 片）。此时强迫念头明显缓解，强迫行为也有所减少。嘱其继续按原方案治疗。此后失访。

　　4个月后，该来访者在母亲的陪同下再次前来就诊。医生经过了解才知道，原来她已经自行停药数月，强迫症状又开始出现。医生告知其规律治疗的重要性，不可私自调整治疗方案。此后该来访者有规律地来医院就诊，病情稳定。

　　这位来访者在吃了一次苦头之后，坚持执行医生的建议而获益。临床上有许多强迫症患者也是如此，他们在治疗上的依从性不好导致疾病的复发。强迫的你是否有类似的情况呢？

　　下文将对强迫症的药物治疗原则进行介绍。

## 一、足量、足疗程原则

　　每一种抗强迫的药物都有各自的起始剂量、常用有效剂量、最大推荐剂量。大多数患者在治疗数周后才会见到效果，有些患者甚至到治疗10~12周才有改善。此外，治疗强迫时的药物剂量往往比治疗抑郁时的剂量要大。因此，在治疗的过程中，我们需要有耐心。

　　一般建议急性期治疗10~12周，若效果好则可以进入维持期治疗1~2年；若效果不好则考虑更换治疗方案。

## 二、与心理治疗相配合的原则

　　根据生物－心理－社会医学模式，心理社会因素在强迫症的发生、发展过程中起着重要的作用，药物治疗和心理治疗对强迫的治疗各有优势。初发强迫症患者可根据病情程度及伴随症状情况选择治疗方法，轻症患者可能只需心理治疗，当症状严重或心理干预不可用时，应考虑药物治疗。当然，也可在急性发病期联合应用药物治疗和心理治疗，这样可以加强治疗效果，待症状缓解后再采用其中一种治疗方式维持治疗。

### 三、个体化用药的原则

药物治疗的效果取决于药物的药理作用、患者的个体差异以及患者对药物治疗的依从性。在决定药物治疗前必须：

1. 了解患者的年龄、既往治疗反应、是否可能会发生药物过量服用或自伤及自杀风险、患者的耐受性、患者的个人选择偏好，以及药物费用造成的家庭负担等；

2. 考虑患者可能会出现合并躯体疾病、药物相互作用、有无并发症等情况；

3. 对于妊娠和哺乳期间的用药治疗应给予特殊关注，必须权衡胎儿和婴儿对药物起反应的潜在风险与母亲不用药的内在风险。

### 四、其他原则

1. 向患者及家属解释药物的性质、作用、起效时间、疗程、可能发生的不良反应及对策；停药的风险及对策，争取他们的主动配合，使患者能遵医嘱并规律服药，提高治疗的依从性。

2. 药物宜从小剂量开始，根据疗效、不良反应和耐受性等情况，增至足量（有效药物上限）和足够长的疗程。

3. 治疗期应密切观察患者病情的变化及不良反应并及时处理。

4. 积极治疗与强迫共病的其他躯体疾病、物质依赖、精神疾病等。

5. 治疗目标是帮助患者使之不需要药物也能达到心身完好的状态。但临床确实有少部分强迫症患者需要长期用药物维持治疗，包括苯二氮䓬类、抗精神病药。对这部分患者拒绝给予可以改善他们生活质量的药物的做法是目光短浅和不明智的。

# 纠正强迫症者的扭曲认知

万一门没关好怎么办呢？

我应该把房间搞得井井有条；

如果我真的控制不了自己，把孩子掐死怎么办？

要是这家医院的检查报告不准咋办？我必须换个医院去检查一下。

……

只要跟强迫症者打过交道，你就不会对这些话感到陌生。

心理学中的认知治疗理论认为，强迫症者的主要问题在于如何评价自己心智所产生的想法，尤其是如何评估它们的意义和相关性。换句话说，当你意识到那些可能触发你的想法时，你便开始对这些想法的意义进行假设，正是这些假设导致了你的强迫行为。Weinrach 提出："人们的功能失调行为，往往是因为错误、扭曲地解释了个人的相关经验。"也就是说，特定类型的想法与特定的反应相联结，只有识别出这些特定的想法，才能改变反应。心理学家 Beck 曾将这些想法称为"热认知"，现在通俗的称呼是"自动思维"。

业已证明，用认知疗法的理念来处理强迫念头，至少可以帮助强迫症者：

• 改变他们处理强迫观念的方式——不抵抗或控制想法，像"一般"的想法一样接受它们，将其与不那么让人心烦的语句和心像联系起来；

• 不对发生的事情担负过多的责任；

• 实事求是地面对风险——学会容忍不确定性。

下面将对强迫症者的常见扭曲认知进行简要介绍，读者可对照自己的情况进行改正。

## 一、全或无的想法

全或无的想法是指你将事物看作非此即彼，没有中间地带，又称为非黑即白、绝对化、两极化思维。这是强迫症者最为常见的扭曲思维模式。

他们似乎生活在一个非黑即白的世界。在阶级斗争为纲的时期，我们社会所倡导的"敌人反对的我们就赞成""敌人赞成的我们就反对"即是这个思维模式的典型代表。在强迫症者的眼中，人要么是好人，要么是坏人，似乎不存在集好与坏于一体的人；东西如果不是干净的就是脏的；心灵不是纯洁的就是罪恶的；环境不是安全的就是危险的……

是的，世界上有很黑的炭，有很白的玉，但是却没有纯粹的黑和纯粹的白。真实的世界更多的是由不同色调组成的颜色。

如果你在想："糟糕，我刚才碰了一下公共厕所的门把手，我好脏啊！"那么，你就是在助长强迫症，你会感到焦虑，因为你一开始就假设自己是"干净"的。殊不知，任何人的身体都不可能是绝对干净的，都是介于干净和脏之间的。因为绝对的干净意味着真空，那是任何生物都无法生存的。真相是，触碰了让你感到不适的公共用品后，只不过比之前更脏一点而已。或许这还有一点好处，让你提高免疫力呢！

你还可能会以为，当头脑中产生了一个"坏""肮脏"的想法时，你就会变成一个坏人、下流的人、会伤害别人的人。其实，想法并不是事实，不管你的想法有多坏，你都不可能将自己从道德的一端推到另一极端。

## 二、预测未来的思维

预测未来的思维是指你假设未来会发生恐怖的事情，又称过早下结论。

强迫症者总有大难临头的想法，如"狗刚才触碰到我的小腿了，我会得狂犬病""我昨天用过公共厕所，可能会感染性病""不再去检查一下煤气灶，如果漏气，那么晚上全家人都会遭殃的"……持这种想法的人其实是在给自己设下一个陷阱：认为自己可以预测未来。其实，我们是没有这个能力的。因为，即使你很聪明，也擅长分析、推理、猜测，但别忘了统计学中还有个概率呢，你预测的都是一些没有依据或者很少有依据的事物，或者说是小概率事件。

此外，预测未来的思维意味着你不仅仅是在猜测一个可怕的未来，而且无法接受未来那个无助的自己。

因此，当你以"我将会""如果""万一"等方式开始思考时，请告诉自己："我无法预测未来。"

### 三、灾难化想法

灾难化想法是指你总是把事情想得更严重，又称夸大其词、小题大做。

强迫症者会把身上的雀斑看作痣，把痣看作癌；如果发现自己有一个"坏"想法，就会认为这是所有想法中最糟糕的；把每次的感冒看成是可怕的疾病；把声音的提高看成是暴力倾向；把错误的判断和行为看成是不可饶恕的罪行。

为了纠正这种扭曲认知，不妨用一行禅师的那句话问问自己："我确定吗？"或者用巴西足球队的名言告诉自己——"这也会过去！"

因此，如果你忍不住小题大做了，就请承认它只是个小事。当然，这并不是要你去掩盖事实，或者假装事情不存在，而是承认：事实就是它本来的样子。例如，如果强迫念头告诉你：脚上那个红色痕迹是带有细菌的血液！你只需简单地承认：脚上有个红色的痕迹，这让我有些不舒服。也就是说，你无需试图批驳强迫想法，而只要简单地描述一下自己的感受即可。

### 四、注意力固着

注意力固着是指你把注意力过分专注或过度聚集于所恐惧的事物上，

又称为心灵过滤、选择性萃取、管道视野。

在现实生活中，没有多少事情是与你有关的。然而，强迫症者会把生活中遇到的点点滴滴都和自己牢牢地捆绑在一起。这样，就像一滴墨水染黑了整杯水一样，在你眼里，整个环境都是黑色的。电影《汉娜姐妹》中的 Mickey 即是如此，他一直向他的医生 Abel 寻求保证，但到最后他仍然担心自己得了脑瘤。下面是他们之间的一段对话。

Mickey：我总是……觉得自己有问题。

Abel：你说你曾经有过一阵阵头晕的经历，那有没有听到嗡嗡声或耳鸣呢？

Mickey：是的，的确是的。呃，我有耳鸣，还听到了嗡嗡声。我是不是要聋了还是会怎样？

Abel：（又做了些笔记）只是一只耳朵吗？

Mickey：是的。是不是，呃，是不是两个耳朵都有问题会好些？

Abel：我想在医院给你预约，还要做一些检查。

Mickey：医院？什么类型的检查？

Abel：现在不要太紧张，只是一些比这里的检查更精密的听力检查，并没有什么特别的意思。

Mickey：那，既然没什么，我为什么还要去医院呢？

Abel：你知道，真的没必要恐慌，我只是要排除一些东西。

Mickey：比如？

Abel：没什么……你相信我吗？

如果在你的日常生活中出现"总是""一定""万一"等口头禅时，就需要警惕你是否存在"注意力固着"了。

如何应对"注意力固着"呢？需要你多关注事情积极的一面，尤其是关注那些你做到了的事情。换句话说，你得把注意力分配一些到其他事物上。下面两个苏格拉底诘问会对你比较有帮助：

你有没有全面地看待问题／你有没有同时考虑到事情的两个方面？

你是否忽略了这个场景／人／物的积极方面？

## 五、低估或否认正向思维

低估或否认正向思维是指你人为地低估或否认"恐惧来自强迫症而非现实"。

在认知领域有一个术语叫"证实性偏差"，意指人们常犯一个错误：我们会对证据进行解释，来支持自己预先存在的信念。一位印度的心脏学家讲过如下故事：

某个小村庄里的一位妇女认为自己的子宫里有一只青蛙。不管人们如何跟她说理都没用，她仍旧向一个又一个医生请求治疗。最终，一位医生给她打了麻醉药，在她的下腹划了一道浅浅的口子，随后叫醒她，给她看了一只活的青蛙并宣告她已经被治愈。其实，这只青蛙是医生暗中派护士到河里抓的。每个人都认为这是一个绝佳的解决办法，这位妇女也因为自己终于被治愈而充满了感激。但是两周后，她又找到了那位医生，说："青蛙已经产下了孩子，我需要再做一次手术。"

与这位妇女类似，许多强迫症者通过低估或否认正向思维，忽视那些不支持自己的观念的证据，来达到支持自己的目的。当强迫发作时，他的整个生活经历似乎都被抛到了九霄云外，唯一被他听到的声音、看到的"事实"，就是证明自己的恐惧是真实的。你可能是世界上最慈祥的母亲，但是在孩子啼哭不止的那一刻，你脑海里突然出现了去掐死孩子的念头，于是你给自己判下死刑：我不是个好妈妈，我一生都在虐待孩子。当你注意到媒体上的漂亮的女人时，你的头脑中会出现"自己对配偶不忠"的强迫念头，但是你却忘了自己曾经有很多次可以瞒着配偶去做某事的机会，却并没有这样做。你会发现自己像丑小鸭一样，无法接受这种赞扬，你的大脑已经关闭了这种自我表扬的功能，因为它与你脑中既定的声音不符。

遇到这种情况，你同样可以用一行禅师的那句话问问自己："我确定吗？"

## 六、情绪化推理

情绪化推理是指你将恐惧情绪等同于恐惧的真实存在。

情绪对于指导我们的生活有一定的意义。然而，情绪只是情绪，感受只是感受，它们都不一定是事实。但强迫症者时刻以情绪为行动的指导方针，许多时候仅仅因为感到恐惧，就会认为那件事是真实的！例如，你会因为缺乏安全感而认为有人对你进行暴力攻击；相亲的时候，因为非常紧张，你就会感受到对方不喜欢自己；晚上因为一个人在房间里害怕而感受到有人躲在窗外。

如何挑战"情绪化推理"呢？你必须将情绪的体验和这种情绪可能包含的意义区分开。感觉有风险并不等同于你就身处风险之中；感到羞耻也不等同于你的价值被贬损。正所谓"想归想，做归做"。

此外，练习正念是克服情绪化推理的有效办法。例如，把"我觉得很脏，我必须马上去清洗"换成"觉得脏不一定真的脏"，把"我可能会伤害某个人，我现在感到非常愤怒和不安"换成"我现在感到愤怒，我不知道会发生什么，但是我的愤怒未必意味着有人会受到伤害"，这样就非常不错。

## 七、"应该""必须"的思维

"应该""必须"的思维模式是指你倾向于过度控制，用"应该""不应该""必须"的方式来描述任何事情，给自己制定了严苛的规则，缺乏通融性。著名心理学家阿尔伯特·艾利斯将此称做"必须强迫症"，伯恩斯称之为"应该"生活法。具有这种思维模式的人常被称为完美主义者。

下面这些"应该""必须"的思维模式很容易让人陷入焦虑和紧张当中：

"我应该做到井井有条"；

"我应该保持快乐"；

"我必须注重健康"；

"我应该时刻听父母的话，做个好孩子，不应该惹他们生气"；

"我不应该犯错"；

"我不能这么想"；

……

完美只是一种假象，实际上是不存在的。那些倡导"最美""最佳"等行动对人的心理健康是没有好处的。这种思维的背后往往是拒绝接纳生活中事物的本来样子。

如何处理这种思维模式呢？你可以用正念的办法对付它。例如，当你的强迫念头告诉你"不能这样想""应该那样做"时，你可以幽默地跟自己说："我的强迫念头来了""那不是我本意，是强迫症让我那么做的"。你也可试着把"应该""必须"等词语替换掉。例如，当强迫念头告诉你"必须把那些书本排列整齐"时，你可以如此回应：把那些书排整齐一些可能会有好处。此外，质疑一下这样做的好处也是一种不错的选择。例如，当强迫念头要求你开车回家去检查煤气灶有没有关好时，你可以质问一下："除此之外还有什么其他好处吗？"或者："我这么做付出的成本是什么？"

## 八、贴标签的思维

贴标签是指你用别人的经验负面地框定自己，给自己以整体的负性评价。

强迫症者总认为别人是能做出更好选择的自己的版本，因而常用"我／他是一个……"这样的句式描述自己和他人，常常把自己和非强迫症个体进行比较，认为他们的能力比较好，很轻松就拥有了健康，从而给自己贴上"我是个无能者""我是个失败者"等标签。

一般地说，作为社会性动物，我们很难避免与他人进行比较。比较和对比本身并没有什么问题，但如果我们认为与别人比较是重要的，而且必须这么做，那么就是问题了。事实上，任何人都是独立的个体，存在各式各样属于自己的问题。

因此，学习做一个独一无二的自己。例如，当头脑中产生"我是一个笨蛋，总比同事差"的想法时，你可以告诉自己：我没必要把自己和其他人进行比较，何况我也不知道他有什么优缺点。

## 九、读心术和归己化

读心术和归己化是指你认为自己了解别人的所思所想，以及这些思想的原因，或者将他人的行为归因于自己的强迫症。

其实，与上文的灾难化想法一样，你只是在猜测而已，你并不了解人们在想什么，以及他们为何那么做，你也不可能了解。即使别人亲口告诉你，你也无法证明这些说辞是真是假。因此，任何时候，只要脑海里出现了"他们认为……"为开头的思绪，那就是强迫念头在骗你。

关于归己化，举个例子来说就是，如果某人在交谈过程中突然离开，你可能会想是不是自己说了什么话得罪了对方。其实，真相是对方肚子不舒服，或正受困于自己的强迫症呢！再如，有强迫伤害意向的人看到同伴把餐具推开就觉得那是为了不让自己接触到餐具，其实，真相只是那些物品妨碍了他的行动而已。

还有一种归己化的想法是夸大自己的责任，认为自己是不幸事件发生的责任人，甚至认为自己是唯一一个可以制止灾难的人，而推卸这种责任是不道德的、邪恶的。例如，强迫症者认为自己必须把马路中间的小木块拿开，因为这很有可能会让经过的司机分心，从而导致车祸。再如，一个强迫症者认为自己不能这么想，否则妈妈会受到伤害、会生病。

因此，当你每天都忙碌着猜测别人的想法以及别人为什么这么做时，请告诉自己：我并不会读心术，我也不知道人们为什么要这样。当你把所有不幸的后果都归因于自己时，请告诉自己：我只是个普通人，管不了别人的事。您也可以这样告诉自己：我的强迫念头又来了。

## 十、思想－行动混淆

思想－行动混淆是指你认为思考一件事情会使它更容易发生和成为事实，或者思想等同于事件的发生。

思想－行动混淆多见于宗教顾虑、道德顾虑等顾虑强迫症患者中，他们常把不好的想法等同于不好的行为，认为想象某件事的发生会增加这件事发生的可能性。例如，我丈夫可能要发生车祸了，因为我脑子里想到了一个撞击的画面，而且脑子里没有任何他会好起来的想法。

如果存在思想－行动混淆，你仍然可以用一行禅师的那句话"我确定吗？"去质疑，也可以告诉自己：我并不完全确定，是不是我的思想导致了事件的发生。

此外，下面这些名言也强调了纠正强迫症者的扭曲认知的重要性：

伏尔泰：虽然有疑问让人不舒服，但完全确定绝对是荒谬的；

莫里哀：怀疑比最糟的事实更残酷；

阿瑟·柯南·道尔：任何事实都强过不确定的怀疑；

老普林尼：唯一确定的是，没什么事情是一定的；

哈罗德·麦克米伦：活着就要经历风险；

维奇科特：任何事，只要害怕，就是危险的；

贾瓦哈拉尔·尼赫鲁：过于谨慎的态度才是最大的风险；

格特鲁德·斯泰因：人人都知道，如果你太小心，就会太忙于小心，而肯定会被绊倒；

海伦·凯勒：从长久来看，痛快地置身于危险比躲避危险更安全，生活不是勇于冒险就是什么都得不到；

莫里斯·富安：如果你期待那完美的一刻——所有的事都是安全和有保证的，那一刻可能永远不会到来。你不会去登山，不会去赢得比赛，也不可能得到长久的幸福。

# 培养有利于强迫康复的行为

### 《五短章自传》

第一章

我走在街上，

人行道上有一个很深的坑。

我跌进坑里，迷失了。

我感到无助，

但是，这不是我的错。

花了很长的时间，我才爬上来。

第二章

我走在同一条街上，

那个很深的坑还在人行道上。

我假装没看见，

又一次，我跌进坑里。

我不敢相信，我竟在同一个地方跌倒。

但是，这不是我的错。

很久，我才爬出来。

第三章

我又走在同一条街上，

人行道上那个深坑还在。

我看见那个坑，

我还是掉了进去。

因为，这已成为我的习惯。

我睁开眼，

清楚地看见我跌倒的地方。

是的，是我的错。

我立刻爬了出来。

第四章

我还是走在同一条街上，

人行道上依然有那个深坑，

我绕道而行。

第五章

我走在另一条街上。

……

　　亲爱的强迫症者们，读了波西亚·尼尔森的《五短章自传》后，是否有种似曾相识的感觉呢？是的，本诗的前面三章正是困在强迫行为中的写照。不过，不要灰心，第四章和第五章为我们指出了摆脱强迫的出路。也就是说，只要您愿意改变习惯，您还是能摆脱强迫困扰的。

　　巴甫洛夫曾经做过一个实验：反复地在给狗提供食物的同时呈现铃声。狗看到食物会本能地分泌唾液。而巴甫洛夫发现，经过反复训练以后，只要听到铃声，即使食物还没出现，狗也会分泌唾液。这种习得性的反应被称为经典条件反射。在这个过程中，狗的唾液分泌反射与刺激（铃声）联结了起来。同样，强迫症者的焦虑感与不必要的想法——强迫念头联结了起来。狗对铃声的唾液分泌反应并非是本能的，同样，人们对那些不必要的观念的焦虑反应也不是天生的。强迫症者对强迫观念起焦虑反应的行为，是通过不自觉的重复而习得的。

著名的行为主义心理学家斯金纳进一步的研究表明，我们的行为可以通过奖励或者惩罚来矫正。这个过程被称为操作性条件反射。从这个角度看，强迫症者之所以出现强迫行为，是为了缓解焦虑。但是，为了缓解焦虑而出现的强迫行为，实际上加重了人们的强迫倾向。因为，我们会本能地希望重复那些能够减少焦虑的行为。这种现象又被称为负强化。

可以看出，当强迫行为暂时地移除了焦虑、不适等负面体验的同时，也在把你拖入一个负强化循环之中。也就是：强迫思维引发了痛苦，这促使你用强迫行为去缓解这种痛苦，这种暂时性的减压实际上"强化"了你的强迫行为，因此当焦虑再次出现时，你就会有更多的强迫行为。

因此，想要与强迫彻底地和解，就必须切断强迫思维－强迫行为之间的负强化循环，培养有利于强迫康复的行为。

下面介绍一些我们临床常用的行为纠正方法。

## 一、实践强迫症四步骤自我治疗法

这个方法是美国加州洛杉矶分校 UCLA 医学中心的强迫症研究小组开发的，操作起来比较简单，适合强迫症者自我疗愈。其主要步骤如下：

### 第一步：重新确认

对于那些侵入性的念头或冲动，你需要按照其本来面目去称呼它或做标签：强迫观念或强迫冲动。训练自己说："我不认为我的手脏，我有一个总是感到手脏的强迫观念"；"我不觉得我有洗手的需要，我有一个要强迫洗手的强迫冲动"。 要做不偏不倚的旁观者，全然觉知自己的思维和行动极其重要。记住我们的战斗口号："这不是我，这是我的强迫症。"

强迫观念只是大脑被卡住后发出的错误、虚假的信息，只有很少或完全没有现实基础。要训练自己区分想象和现实，并拒绝被那些闯入的破坏性念头所误导。"这不是我，这是我的强迫症。我不认为自己手脏，确切地说，是我患有的强迫观念说我手脏。"

合理预期是重新确认这一环节的一个重要分步骤。一味地想着强迫症是否将入侵自己的生活，这只会带给你更多的恐惧和痛苦。没有强迫观念的时候不用想着是不是会出现，出现强迫观念时不被强迫观念的出现所吓倒，跟自己说："好，我的强迫观念来了。光是心中期盼并不能让病症消失，而自己也能够学会与强迫症相处。"

重新确认不会使强迫冲动马上消失，要认识到这一点，但它可以帮助你改变你的行为应答。你的目标是控制你对这些思维和冲动的反应，而不是控制思维和冲动本身。"再纠缠于这个念头不会有任何好处，这些我自己以前都经历过了，被病症的伎俩蒙骗实在是一点意义都没有"；"尽管我感觉炉灶仍未关好，但是我已经仔细地检查过了，现在就应该走开"；"好吧，如果我不绕回去，可能会有不幸发生，但无论如何我还是打算不绕回去"；"无论发生什么事情，也比像现在这样活着要强"。实施强迫行为令人筋疲力尽，但这样耗着是没有任何正面回报的。

不少患者感觉听录音磁带是个有效的方法：录下你的强迫思维，将它重复播放，一次听上 45 分钟。按焦虑指数分 1~10 级，开始时听焦虑程度在 5~6 级的强迫观念，先让焦虑达到峰值，然后等它退去，每天听两次，持续一周左右，同时记录当时的焦虑指数，间隔 15 分钟记录，当焦虑指数为 0 时，再进入焦虑指数更高的刺激。

### 第二步：重新归因

你受到困扰是因为患了一种名为强迫症的疾病，这些症状都是这个疾病的表现。你要充分理解那些念头只不过是一些精神噪音，是来自你脑部的错误信号。如果你对强迫冲动的表象信以为真，并按它的话行动，你可能获得瞬间的解脱，但是很快地，卷土重来的强迫冲动就会变得更为来势汹汹。

症状滞留不去的原因在于这是一种病症，是脑子里的某些生化物质失去了平衡；大脑尾状核里的小故障破坏了顺滑、有效的过滤以及思维和行动的转换功能，这个故障的后果是，大脑前部变得过分活跃，且会使用过多的能量。这就像你的车陷在了沟里，你转啊转，转动车轮，但没有拖车的帮忙，你就没法从沟里出来。尽管如此，你仍然是完好无缺的，可以做出有意识的、深思熟虑的决定来应对症状。

脑内的自动传输装置已经坏了，"现在你只能使用比较痛苦的手动换挡了，实际上，你的手动换挡器工作得也不是那么好，它也被粘住了，很难换挡，然而，通过努力，你还是可以做到这一步的"。当这样重复去换挡时，通过有意识地去转变行为，实际上就是在改变纹状体的新陈代谢，也是在开始修复它的传输机制。如果你只是一味地试图让它们走开，就会使压力倍增，压力只会让强迫思维和冲动恶化。

### 第三步：重新聚焦

治疗的目标是：停止对强迫症状做出反应，同时意识到，在短期内，这些不适感会继续困扰你。你通过聚焦到其他的行为上来"绕过"它们。你要学会，即使强迫的感觉在那里，实际上要去做什么却不是它所能控制的。你自己决定将要采取何种行为，而不是像机器人那样对强迫念头与冲动俯首帖耳，拒绝让强迫的感觉决定你的行为。重新聚焦让你得以恢复自我抉择的力量，那些大脑生化方面的小故障也就不再能掌控一切了。这样做的变化是：治疗前，闯入性念头说"快去洗手，否则的话……"而病人常常是用重复洗手来回应；治疗后，他们对同一个强迫念头的回应可能会变为"是吗？去死吧……"

虽然沉缅于强迫本身比击退这种感觉要来得容易。有时候，我们还可以用强迫行为去躲避那些我们不想面对的人和事。但是，正如我们现在知道的那样，这会导致终生的痛苦。

在前面两个步骤的基础上，用全新的、积极的方式来回应错误信号，尽你所能地将能量投放到更有建设性意义的事情上，绕过强迫思维和冲动，也就是实施手动换挡，对强迫症状置之不理，哪怕只有几分钟也好。最开始，你可以选择一些特定的行为来代替强迫洗手或检查。任何建设性的、愉快的行为都可以。爱好对你尤其有帮助。这是你脑内化学变化发生的开端，也就是用一种十分积极、健康的方法，有效地去改变大脑的运作方式。

对自己强调："是这个病让我感到不能确定，尽管我仍然感到炉灶没有关好，但是，我既然已经非常留心地检查过了，现在就应该走开了。"告诫自己说："我正在经历强迫症的一个症状，我需要做另外一件事。"没有必要在那种想法上穷思竭虑，即便它在你脑海中盘旋不去。你还是可以继续——事实上，你必须继续——到下一个念头和下一个行为。

你的对手——强迫症——非常强大，强大到你的大脑无法让它走开。但是你有一个明显的优势：强迫症基本上是很愚蠢的。当强迫症向你的脑子发送错误信号时，你不能使这个信号消失，但是你可以对它不采取任何作为。对待强迫症的错误信息，如果你能改变行为应答，就能纠正脑子里导致强迫症的回路，进而可以达到改善症状的目的。被动状态是你的敌人，而积极行动却是你的良友。最大的敌人在于无所事事。闲暇无事的确是症状的生产车间。行为治疗会打破症状的焦虑感所诉说的谎言。

15分钟原则：当你感到有十分强烈的强迫冲动，马上就要去实施一种强迫行为时，你应该努力多等上15分钟，也就是延迟对强迫观念或实施强迫行为的冲动做出反应的时间。这不是一个消极等待的时间，主动告诉自己："这些并非我真正的念头，它们只是我脑子里发出的错误信息。"如果在15分钟内，冲动变弱了——通常都是如此，即便有最轻微的减弱——那么你将会开始看到自己对症状有了掌控感，这也会给你平添勇气去延长等待的时间。不要等着念头或感觉离去，也不要奢望它们立刻就会消失。而且无论如何，不要听从强迫症的吩咐，而是去从事你选择的任何富有建设性的活动。你将会体悟到，从强迫冲动发作到你打算去实施强迫行为的那一刻，如果在此期间穿插进一段时间延迟，就会使冲动消退和改变。更重要的是，即使冲动几乎没有改变（有时候情况如此），你也能明白，原来在接收到大脑发出的虚假信息时，你对于自己的反应还是有一些控制的。

如果你在延长了等待时间和尝试了重新聚焦之后，仍然屈服于症状并实施了强迫行为，你就需要特别努力地继续去重新确认这个行为并承认这次强迫症压倒了你。提醒自己："我不是因为手脏才洗手，而是因为我的强迫症。这个回合强迫症赢了，但下一次我会等待更长的时间。"一次又一次地将巨石推上山顶，巨石却会自动滚落下来。但这是在改造这座山，也就是在改变自己的大脑。要知道强迫症是贪得无厌的，无论做多少次强迫行为都不会觉得够。所以要反复训练。命运会帮助那些付出努力的人。

小窍门：如果你的问题，比如说是检查门锁，那么在第一次锁门时，要努力给予额外的注意和专注的觉察。记日记：哪些行为可最有效地帮助你重新聚焦，并树立信心。

### 第四步：重新评价

通过前述步骤的实践，你可以重新评价自己的念头、行为，以及对这些症状的看法和应对发生的变化，检验你所担心的事情用新的方式去处理会不会真的出现麻烦，以及用新的应对方式给自己带来的好处。通过重新评价，你可以得到以下领悟和收获：

• 不再那么重视这些强行闯入、非你所愿的冲动和念头。能清楚地认识到强迫症状只不过是一些无用的垃圾，是没有什么价值的。

• 贬低错误信息的价值：谁关心它走不走开？不管怎样，那都不是真实的。

• 我们可以像事不关己的局外人或是完全冷漠的旁观者一样来见证自己的行动和感觉。

· 尽管在短期内，你无法改变自己的感觉，但是你可以改变你的行为，通过改变你的行为，你会发现时间一长，你的感觉也会发生改变。

· 不要试图让强迫症走开，这样只会自我挫败，因为在短期内它不会消失。最重要的是，不要左思右想，不要去幻想把可怕的强迫思维付诸行动的后果。你不会付诸行动，因为你并不是真的想这么做。

· 真正苦恼的是自己怎么竟会为这些荒唐的事情而忧虑至此，请认清真相。

· 真正重要的是你的作为，而不是你的感觉，因为你去做正确的事情，感觉的改善将是必然的结果。

下面是一位强迫症患者对"强迫症四步骤自我治疗法"的实践摘要。

| | | |
|---|---|---|
| 5月9日 | 给学校里的老师带蜂王浆，然后害怕自己找给那个老师的50元钱是假币。 | 我重新回想了一遍那个钱，跟自己说，是我的强迫症让我害怕钱是假的。以前我心态良好的时候都不会有这样的想法，现在只是因为我的脑子有些短路，才向我发出错误信号。我不能被蒙蔽，我的正确做法是不要去在意它，不要把焦点放在这上面，该做什么就做什么。过了一天，我再想起这件事时觉得自己挺好笑的。 |
| 5月10日 | 舅舅打来电话说下午要把小表弟送到我家，让我教他做作业。我害怕自己见到小表弟后又去纠结以前纠结的那些无厘头的事情。 | 我告诉自己，是你的强迫症让你害怕自己会去纠结些什么，但实际上你并不一定会去纠结，你可以控制自己的思想。我其实是因为以前对这件事印象比较深刻和害怕才这么在意，之前已经经历了那样的痛苦，一点意义也没有，我现在可以通过自己的努力改变自己的思想和行为。我不会对这个想法做出什么反应，想法出现就让它出现，我还是要做其他事情。于是我去玩了一会手机游戏。 |
| 5月11日 | 同村的一个阿姨打来电话说他的儿子在我教的班级学习，说他儿子犯了错要被学校处分，所以他儿子不想去学校上课，让我找他儿子做思想工作。我担心自己跟他儿子谈话的时候会说错话。 | 我回想了自己以前找学生谈话的场景。那时，我心态良好，从来不会担心自己说错什么，现在只是我的状态不好，强迫症向我发出了错误信号，不要去在意它，想着：你这个坏蛋，我不会让你得逞，我才不会在意。然后我调整好心态去找那个学生谈话了。我发现我可以像以前一样以知心大姐姐的方式和学生亲切交流。 |

续表

| 日期 | 情境 | 应对 |
|---|---|---|
| 5月12日 | 看手机上的时间总是看到自己不喜欢的那个数字，觉得很巧合，担心预示着什么。 | 我的强迫症又来了，我要做好准备迎接它。首先我问自己，世界上有这么神的事情吗？真的会预示着什么吗？别傻了！你以为自己是神仙呢。我的担心来源于我的强迫症，它想打扰我的生活，我不要去在意就好了，该做什么就做什么，过一会儿，它看你不理它觉得没趣就会自己消失了。过了一会儿，那种感觉减轻了很多。 |
| 5月13日 | 骑自行车的时候好像轧死了一只蚂蚁，总是觉得这预示着什么。 | 我告诉自己，这是我的强迫症作祟。世界上有很多蚂蚁，每天被人们踩死的蚂蚁也很多，难道都预示着什么吗？你的这个想法完全没有现实基础，太可笑了，不值得去想，去做其他事吧。然后我成功地在几分钟后就不想了。 |
| 5月14日上午 | 感觉上厕所被水溅到了。 | 我的强迫症又来了。感觉上厕所被水溅到这件事我之前已经经历过了，一点意义都没有。我总是要这么想，就是因为我太爱干净。想想那些农民或者工人每天为生计奔波，根本没有时间去想这些无聊的事情，他们不那么爱干净也照样过得很好嘛。我是因为太闲了才会胡思乱想，现在开始不要再这样了，慢慢改变自己，就算被水溅到又怎样？去做别的事情吧，过一个小时再看看你自己是不是还会这么在意这件事。事实证明，我后来一忙就把这个事给忘了。 |
| 5月14日晚上 | 感觉手不干净，想去洗手。 | 是你的强迫症让你觉得你的手不干净，如果你这次去洗了，以后也都要这样做吗？不能去实施强迫行为，这只会让你一时好过，但不是最终的解决办法。你能做的是不要去想着要洗手这件事，完全不要把它当一回事，手脏点就脏点，然后去做你该做的事情，要相信自己。前几天你按照正确的方法做都成功地克服了强迫想法或者行为，这次同样也可以。 |
| 5月16日下午 | 把办公室的门关上后担心电风扇没有关。 | 我回想了一下，确定自己是关好了的，就没有再去想。 |
| 5月18日 | 洗完头拿吹风机准备吹头发时，总觉得自己不小心碰到了插头，插头上会有水。 | 这次我屈服了，拿餐巾纸擦了一下插头。我告诉自己，因为自己对电这个东西太害怕，才会让自己有那样的担心，这次我没有控制好自己的行为，不要泄气，之前的大部分时间里你都成功了。在这个事情上你虽然失败了，但要相信下次你能进步，可以慢慢地去克服这个行为。 |
| 5月22日 | 今天看手机上的时间总是看到自己不喜欢的数字。 | 笑了一下，这个问题之前思考过了，不去在意就好。然后我马上投入工作中。 |

续表

| | | |
|---|---|---|
| 5月26日 | 帮别的老师签到，签完之后不确定自己是不是签对了，很想回去再看一遍。 | 我把强迫症四步骤想了一遍，然后继续做自己的事情。 |
| 5月30日 | 出办公室后担心自己没有把门关好。 | 我确定自己关好了。 |
| 6月2日 | 和妈妈闹了一点别扭，心情不好，有点烦躁，我们俩谁也不理谁。 | 闹别扭总是有的。天气太热了，使得大家心里都比较容易烦躁，不如我先让步主动去和妈妈说话，我才不想因为这件事让自己不开心呢。 |

## 二、实践暴露和反应阻止法

暴露和反应阻止法（ERP）是指系统、重复地持续暴露在会引发强迫恐惧的情境中，而不伴随有强迫行为。换句话说，你刻意地将自己暴露在恐惧中，可以是字面的、物理的（接触那些会让你不安的物体），也可以是假设性的（想象一个恐惧的情境），然后练习如何抵制强迫行为。

这一方法可以向你揭示如何更好地处理那些让你产生恐惧的虚假信息。如果你不希望再被困于强迫的牢笼，那你就必须培养"识别刺激与反应之间的差距"的能力，停止对强迫念头和焦虑情绪进行响应，你必须将自己暴露在那些让你心生恐惧的事物面前（包括实际的事物、一些想法和情绪），还必须防止自己对它们产生自动反应——那些形形色色的强迫行为。

简单地说，ERP 的目的就是，让你有能力与恐惧对峙一段时间而不被它弄得团团转。下面这位强迫症患者正是通过 ERP 的实践而摆脱强迫症的。

李先生，32 岁，患强迫症近 10 年。近一年来症状加重，几乎整天都在检查，以确保所有事情都不会出错。每天早晨出门上班前至少要花上

1 个小时来反复检查煤气灶、电器和门窗。每项检查至少做 5 次，有时反复插和拔电源插座在 10 次以上。最后还要妻子再全部确认一遍才能放心。工作时，他的效率是全办公室里最低的一个，原因也是因为凡事都要检查数遍，以防出错。如果不检查就会像热窝上的蚂蚁，感到难以忍受的焦虑。他也知道自己的行为很荒唐，但就是控制不了自己的行为。

李先生曾经接受过数年的药物治疗，但症状时好时坏。最近经人介绍到台州医院心理卫生科接受心理治疗。

治疗师与他一起分析了他的强迫观念与强迫行为之间的恶性循环：准备离开家时产生—强迫观念（没关煤气灶、没切断电源、没关门窗等），脑中浮现出房子着火的画面—产生焦虑、怀疑和痛苦—产生强迫行为（反复检查、向妻子寻求保证），延迟出门—痛苦暂时缓解—产生强迫观念。

在李先生明白要想治好自己的强迫症，就必须切断这无意义的循环之后，他与治疗师一起列出了一张自己检查的事物表，从他最不担心的项目开始解决：

1. 水壶（最不担心）；

2. 煤气灶；

3. 电源插座和开关；

4. 门和窗户（最担心）。

他以只检查 1 遍水壶是否关掉作为 ERP 治疗的开始，而不像以前那样检查 5 遍之多。他努力把注意力集中在穿好衣服上班之上，以阻止自己返回去再次检查。他也开始尝试与妻子谈论他这一天的打算，而不是一再向她寻求保证房子里的一切是安全的（反应阻止）。10 天后，他觉得可以开始第二个项目了（煤气灶）。如此持续地进行。经过近 3 个月的实践，李先生最终达到"不再做任何强迫行为就可以离开家"的目标了。同样，李先生在单位的情况也逐渐在改善。

### 三、普遍暴露

普遍暴露并不是一种个人练习，而是一种持续的提醒，通过创设一个无法逃避的环境，让你感到没有必要去实施强迫行为，最终让你习惯于在某个触发情境出现时能保持平静和正常的心态。

例如，在自己的电脑桌上放置一个可以提醒你的图片；也可以把名言警句、数字等写在便笺上放在家里显眼的地方（上文的名言就不错）；你还可以穿一些能够提示你的衣服……从而让你的强迫症无处可逃。这样，你就可以打破自己对强迫思维的抵制，朝着与强迫念头共处的方向发展。

当然，开始实施的时候，你会对这些提醒感到不安，但是随着时间的推移，你就可以接受了。你也可能会被触发强迫行为的冲动，但是最后又会放弃，因为你很快就会再次被触发。一旦你习惯了不予反应，普遍暴露法就没那么可怕了。

### 四、其他方法

#### （一）满灌法

满灌法是指把你的想法、情绪、躯体感受等放大到极致。满灌思维是指提取思维的内容并有意放大它。例如，被强迫思维触发后，可以同意它的陈述，并增加一些具有攻击性的语言，或者试着增加焦虑的等级。需要注意的是，在具体操作时只能在暴露环节放大恐惧，但是不能放大自己的反应。举个例子，如果你害怕伤害某人，那就强迫自己去想象你对他犯下了暴行。这种想法如果让你厌恶、感到可怕，那么就看着它们是多么地让你感到厌恶和可怕，这样你就会感到放心，确定自己不会去那么做。

#### （二）"新闻头条"的方法

与满灌法类似，"新闻头条"的方法要你把自己的可怕思想改编成新闻头条。例如，一个害怕被辐射的强迫思维的新闻头条版本如下："某男士在被 X 光照射后，头上长出了两只角。已采取各种方法，避免其家人看到后太过尴尬。"

# 强迫的森田疗法

### 女孩战胜强迫症，收到美国 9 所大学的录取通知书

曾因患强迫症休学一年，又自学心理学自我治愈，恢复正常后，18 岁女孩王子瑞学习更加努力。她报考心理学专业后，接连收到美国 9 所大学的录取通知书。昨天下午，王子瑞整理好自己的物品，准备去北京办理出国签证，亲戚朋友都为她高兴。在王子瑞家，她向记者讲起自己"塞翁失马，焉知非福"的亲身经历。

"我在读初中时，有一阵子学习特别刻苦，不注意锻炼身体。因重感冒引发肥厚型鼻炎，长期影响休息。后来我得了神经衰弱，父母那一代人对于神经方面的病有些敏感。他们认为我是累病的，好好休息就行了。拖到我上初三时，演变成严重的强迫症。"王子瑞说。当时，她做什么事都无法专心，觉得周围的墙会倒，手边的东西会掉等。父母带她看遍郑州的大小医院却不见起色。最后，父母又带她去北京治疗，"我无意中从医生那里得到了日本心理学家森田正马的包括《神经衰弱和强迫观念的根治法》在内的一套书。我立即结束在医院的治疗，决定回家自己给自己治病"。就这样，王子瑞回家潜心读这套书，把自己治愈了。"其实，强迫症就像一个人养成了一个坏习惯，必须自己意识到了去改，吃药没有太大的作用。"

之后，王子瑞顺利到郑州一中读高中。"我发现我身边也有同学存在神经衰弱现象，就又好好地把那套书重读了一遍，决定给同学治疗。"

"高一上半学期，她就面向全校做过一次个人报告，向同学们讲解森田疗法。"王子瑞的班主任姬文广老师说。加上王子瑞平时就与同学关系较好，又看她有专业知识，同学们有了心理上的问题都爱跟她交流。"有的同学遇到考试就紧张，有的同学不会与人相处，她在暗地里帮助了不少同学。"在帮人的过程中，王子瑞更加热爱心理学，她希望能出国深造。去年10月，她参加了托福和SAT考试。"从今年2月份开始，陆续有9所大学给我发了通知书。"王子瑞看着这些通知书开心地笑了，她决定去伍斯特理工大学，该校每年给她2万美元的奖学金。

上述内容摘自2006年6月4日的《大河报》。有强迫症治疗经验的人都会同意，上面的内容一点都不夸张，森田疗法非常适合包括强迫症在内的神经症性障碍的治疗。

实践证明，森田疗法不仅是心理治疗的优秀疗法，而且对人生向上的生活有着极大的指导意义。我们的体会是，如果体验人生的意义和价值成了一个人随时随地的生活目标，那么这个人的心理便没有神经症（强迫是神经症的主要表现）的立足之地了。

根据森田理论，强迫观念是患者把某一机会得到的感觉或感想，疑病地看作是病态的异常，由对它既无感知又不加思考的抗拒心理引起精神上的冲突。如一位害怕听到自己心跳声而感到苦恼的学生，正是因为他把一般人同样会时常感觉到的现象当成病态而形成强迫观念。因此，强迫观念是一般人同样会时常浮现的观念，但正常人处在日常生活的精神活动过程中，立即就会忘掉，或根本没有进入意识，便去迎接下面新出现的刺激，所以不会把注意力固着在这个念头上。而强迫症者在疑病素质的基础上，由于精神交互作用的影响，反而加剧了某种感觉，形成强迫观念。森田还指出，强迫行为不像强迫观念那样，大都不伴随精神冲突的痛苦，更加难以治疗。

作者以为，不管是住院式治疗还是门诊式治疗，森田疗法的核心精髓都是让强迫症者实践"顺其自然"和"为所当为"两大原则。下面分述之。

## 一、让想法顺其自然

大脑是一个身体器官，它的工作之一就是产生想法。也许你可以挖掘自己的想法，这会让你在不同程度上变得更加聪明，但是你自己是无法产生想法的。你只能从大脑的产物中收集想法，却无权过问产生什么类别的想法，也无法决定去捕捉哪种类型的想法。如果你试图通过批判、施压的方式来控制自己的想法，那么这就是强迫行为。我们能做的是决定自己对想法采取什么样的行动，而不能决定拥有什么样的思想。正如格劳乔·马克斯所说："一只黑猫蹿过你前面的小路，只是意味着它要去某个地方。"

然而，强迫症者往往试图抑制各种令人烦恼的想法，想要把它们赶出脑海。事实证明，回避或对抗这样的想法会有相反的效果：它们会变得更强烈，同时焦虑也会增加。

因此，森田提出了"顺其自然"的治疗原则，要求强迫症者让想法顺其自然，允许它存在，接纳它存在。也就是说，我们不应该去对抗或过度纠结于强迫观念，而是尽可能地把自己培养成棋盘而非棋子，让自己找到并停泊在"中间地带"——让强迫想法待在你的头脑中，在有它们存在的情况下试着放轻松。另外，你也可以像对待朝着你叫的狗一样对待头脑中的强迫念头，如果你表现出害怕或是逃跑，狗就会紧追不舍，但如果你表现出稍微有点好奇，而站在原地不动，狗就可能不会作进一步的反应。再比如，嗡嗡的黄蜂的确令人烦恼，如果你大叫着挥舞手臂，或试图拍死它，那么它可能会蜇你，但你如果不理它，它就会自己飞走。遇到凶狠的眼镜蛇时，情况也是如此，如果你试图打它，或试图逃跑，就很有可能会被它所伤，如果你停在原地不动，它就会自行游走。下面是一位产后强迫症者实践"顺其自然"原则后的体验：

李女士，在生产小孩数月后得了一怪病，那就是害怕自己会伤害自己的宝贝女儿。她明知自己不可能会做出如此举动，但坏的想法不断涌入她的脑海。她的脑中频繁地浮现出自己失控，并用刀戳女儿的画面。唯一能使她暂时摆脱这些怪念头的方法是不断地祈祷，或主动想些积极的事，如"我知道我很爱她"。这样做之后她会暂时感觉舒服些，直到下次这些坏想法再次闯进脑海。于是，她把家里带尖的东西、刀具等危险品都藏了起来。可是，她的问题并没有得到解决。由于担心药物的副作用，她同意尝试门诊式森田治疗。

在领会并实践"顺其自然"的原则以后，她放弃了"祈祷"和"用正面想法对抗"的方式，发现自己并没有失控。此后，她不再试图将坏的想法赶出脑海。相反，她告诉自己："骗子来了"，或者"这只不过是另一个好玩的想法而已，除非我允许，否则它不会影响到我"。在她完全接受这些强迫观念之后不久，她发现它们不知不觉地消失了。

## 二、为所当为

与上文的"重新聚集"类似，森田所提出的"为所当为"原则，要求强迫症者忍受住停止强迫行为所引发的焦虑感，把固着在强迫念头的注意力转到外在世界的具体事物上，做该做的事，或者去体验生活的美好一面。这样，根据行为主义心理学家的研究结果——只要让行为习惯发生改变，想法和感觉就会自然地发生相应的改变。下面是一位强迫洗涤者对"为所当为"原则的实践：

王女士，30岁，患强迫症8年。她的突出表现是怕脏，担心从别人身上沾到不干净的东西，每天洗很多次手并且花数小时用去污剂清洗房间的各个角落以杀死病菌。她尽量不出门，丈夫和孩子回家时，她都会详细地询问他们去过哪里，以防他们去过一些危险的地方，如医院。她自己如果外出，一般都戴着口罩，并尽量不使用公共厕所，不坐医院里的凳子，不在饭馆进餐，一回家马上换洗衣服。对家人也是如此要求，要他们回家马上脱掉衣服，并把自己清洗干净。有时，她也感觉自己的做法有些过分和疯狂，但就是改不掉。

王女士曾尝试过药物治疗，除焦虑感有些减轻之外，对强迫行为根本无效。用她自己的话说就是，"药物在帮助我做坏事但体验不到痛苦"。在朋友的推荐下，王女士来到台州医院心理卫生科寻求心理治疗。

在与治疗师探讨了如何实践"为所当为"原则之后，她从触碰最不害怕的"脏东西"——家人换下来的脏衣服开始，然后触碰朋友和亲戚家里的物品，再发展到在朋友和亲戚家上厕所，最后发展到在外就餐以及在医院里上厕所。在摆脱怕脏的强迫行为之后，王女士总结道，要想把强迫治好，就得做到"想归想，做归做"以及"怕什么就做什么"。她还与医生分享了在书上读到的一句名言："开始就抵抗要比最后再抵抗容易得多。"

下面再举一段对话来强调一下"为所当为"在强迫治疗中的重要性：

门徒想知道师父为什么每天早晨对着庭院沉醉。

师父说："我专注地去看庭院时，我看懂了含苞待放的茉莉花。"

门徒问："人为什么要专注地看懂茉莉花呢？"

"因为人常常只看到恐惧，却看不到茉莉花。"师父答道，"人痴迷于此。"

# 强迫的正念疗法

躺到床上，一开始也有一些不好的意识飘过来，但我记得包博士的话，就让它们飘过来，不要试图去顶它们，也不要试图回避它们。其实，要回避也回避不了，它们就是迎着我来的。当我把一个被动应战者的角色，转成一个旁观者的时候，这些念头虽然来势汹汹，就像恶浪巨涛一样，但现在我站在岸上，并不是在水中，我就看着它们流过去了，流远了，我慢慢地就心安，竟然睡着了。这是我很多天以来，第一次这样轻松地睡着。

……

下午3点，我开始看包医生嘱咐我一定要看的日本动画电影《千与千寻》。这个片子我在办公室看过一小部分。我从来没有看过这类片子，觉得有些恐怖，就没有再看。昨天包医生检查我看过没有，所以我这两天必须看。下午我就打开小平板电脑看这部影片。应该说，我还是不喜欢这种调子的影片，看得我心更慌慌的，而且，这时我又觉得累了，所以就放下平板电脑，去做观呼吸。

这次观呼吸，效果也非常好。我的方法跟刚才午睡时一样，任那些念头任意地飘，但很快这些念头就飘走了，我好像进入一种虚空的状态。后来虽然也看到一些念头像影子般飘来飘去，但始终不能粘着。睁开眼后我一看，这次观呼吸做了二十多分钟，也让我休息了一下。

从午睡和这次观呼吸的情况来看，对付强迫症还是有办法的。现在看来，我首先要树立信心。这两天有这么多不良念头猝不及防地来袭，几乎把我所有的信心都摧垮了。我如果不重塑信心，那就没有办法和力量重新站起来了。再就是一定要把观念转变过来，不要去顶所有的念头。这些念头就像一些野兽，你不惹它，它就跟你和平相处；如果你惹了它，它对你就不客气。这样想的话，或许可能会把恐惧心理减轻下来。

正如包博士在其所著的《与自己和解：用禅的智慧治疗神经症》和《唤醒自愈力：用禅的智慧疗愈身心》中所写，我还有一个想法要树立起来：以后可能还会有这些不明所以的念头来袭，我要有思想准备，对待它们要采取坦然受之的态度。

这是一位强迫症的来访者在进行正念治疗过程中的部分体验。

所谓正念，是指承认和接受发生在当下的一切事物的本来面目。作为一种技术，正念始于对自己专注力的培养：注意自己对大脑所接收的信息都做了什么。这涉及注意个体的心智行为，以及心智模式和心智趋势。

台州医院心理卫生科开展正念疗法已有多年，已经把该疗法广泛运用于包括强迫症在内的心理障碍的治疗之中，并把正念疗法的精髓以《与自己和解》《唤醒自愈力》《做自己的旁观者》《过禅意人生》等著作出版了。下面将对本疗法治疗强迫症进行简要介绍。

## 一、运用正念疗法治疗强迫的原理

从事过正念治疗的人都知道，在强迫症的治疗过程中，如何有效地处理强迫症患者头脑中骈兴错出的强迫念头，帮助他们从这种纠缠状态中解脱出来，成了治疗的关键。换句话说，培养强迫症患者达到正念状态——像看待天空中飘动的云朵一样看待自己的想法，当强迫念头出现时，试着把这些念头放到你脑海中的一朵云彩上，看着它自由浮动，不要纠结，不要追赶，也不要挣扎。这有些像赶火车：每当有火车进站时，就会发出巨大的响声，报告着它的到来。然而，是否上这趟列车是由你自己决定的。你可以考虑上这趟列车去"地狱"（强迫症患者的自动思维和行为）；你也可以只是看看，注意一下这趟列车，然后继续在站台上聊天，让列车带着所有的嘈杂声离开。

所谓正念，简要地概括就是："观身如身、观受如受、观心如心、观法如法。"直白地说，正念疗法的目的是，让参与者明白"想法只是想法，不是威胁""情绪只是情绪，不是事实""感受只是感受，不是行动指令"；让强迫症患者学会如何从一种心理模式（行动模式）中解脱出来，进入另一种模式（存在模式），学会"活在当下"。

## 二、对强迫症患者进行正念操作的步骤

对强迫症患者进行正念操作主要涉及下面三个态度／能力的培养。

### （一）接纳

接纳是指运用觉知的意识改变观念，全然地接受头脑中强迫思维和负性情绪存在的事实。也就是说，我们需要接受想法只是想法，情绪只是情

绪，要允许它们从我们头脑中穿过，而不让它们堵塞我们的头脑。由于强迫行为旨在消除头脑中的想法和行为，因此，反强迫行为是正念的基本条件之一。

事实证明，如果你使用强迫行为来处理焦虑、恐惧等情绪，那么你是无法摧毁那个情绪的，充其量只是把这些情绪简单地推向一边了。如果持续运用强迫行为处理负性情绪，那就有如滚雪球：经历一次强迫症的不适，你将负性情绪推开一次，这种情绪也就向过去那一厚沓痛苦之上增加一点。这样，每当你被强迫念头触发时，不仅仅是在处理这一次的情绪，而且在处理那累积已久的一大堆情绪。练习正念治疗中的接纳，至少意味着不会堆积痛苦。下面这段对话就表达了这一理念：

"我怎样才能改变自己？"门徒问。

"你就是你自己。假如你要改变自己，就像要绕开自己的影子一样。"禅师答道。

"那么，我就不用做什么吗？"门徒又问。

"你可以觉察、理解和接受自己。"禅师说。

"如果我接受自己，我怎样才能改变？"门徒忧心忡忡地说。

"如果你不接受自己，你怎么会改变？如果你不能接受自己不能改变的，你只能倒退。"禅师说。

需要注意的是，这里说的接纳并不是向强迫投降，它并不意味着接受想法的含义和内容。我们只是接受：强迫念头和负性情绪只是头脑中自然的产物，是正常的，无所谓好与坏。这与森田疗法中"顺其自然"的原则在本质上是一致的，都是建议你和不安的感受同在而不是去消灭它。

下面再借《想拍长老光头的在家人》的案例来强调"接纳"原则在强迫治疗中的重要性：

### 想拍长老光头的在家人

在东南亚的国家里，许多在家的佛教徒都会去寺庙为出家僧人做义工，或者参加寺庙的禅修训练，在那里，这是很平常的事情。这个故事就发生在一次禅修的训练班中。

有位女佛教徒去寺庙学习佛教的禅坐课程，讲课的老师是他们那个地区德高望重的著名佛教长老。据说那位长老是精通各种佛教禅坐的老师，这使这位女性在家人对于要讲授课程的长老满怀崇敬。

大清早，这位女士就到了寺庙，她和大家坐在寺庙的会堂里，一起听长老开示佛教的哲理和怎么禅修的具体方法。这位长老的讲授在那位女性听来，是如此充满着智慧和经验，她不由得喜出望外，心想这次来学习真是值得啊！长老在演讲并传授了几个小时后，让大家开始在会堂里一起练习刚才教授的禅坐。

这时候，长老也在会堂前方开始进入禅坐状态，旁边的人也都静下来开始练习。那位女性于是准备按照要求开始。不过在刚准备开始时，她眼光扫了长老一下，发现这位长老的没有头发的和尚头好亮，在会堂的灯光下散射着光泽。原来是长老按照出家人的每段时间剃发的习惯刚剃过头，这在寺庙和出家人中是很正常的事情。

但，那位女性的内心突然莫名其妙地产生了一个小小的冲动，她心里想着是否可以上前去拍那位长老的光头，因为那光头实在好亮。当她的这个想法出现的时候，她被自己这个冲动的想法吓了一大跳。因为在东南亚的文化习俗中，没有经过别人同意去拍一个人的头，是一件相当侮辱别人的事情。何况是去拍一位受到社会普遍尊敬的佛教长老的头，那简直是大逆不道的事情。

当这位女性意识到自己这一可怕的想法后，她的心里产生了一丝害怕，于是马上就训斥自己这个想法，内心骂道："头昏了！做这事情要有严重后果的。"然后就试图把心静下来，开始准备按照刚才长老说的方法禅坐。

可是，这时候，那个想法又出现了："真想去拍那个光光的头，那么亮！"

"你真不要命了，做那样的事情是要下地狱的！"

"可是，那很好玩啊！"

"胡说，长老的头岂是能够随便去拍打的。"

这样，自己内心对话了一阵，就想着千万不要再去想这可怕的事情了！

可是越不去想，那想法反而越强烈，心里有个声音说："冲上去打一下那个光头吧！"

"好罪恶！这岂是你能想的，快离我远点。"

但那个去拍头的想法似乎有点不依不饶了，一点也不屈服地继续它的努力……

就这样，在一小时的时间里，别人都在好好地禅坐，体验正确禅坐带来的平静和愉悦，而这位女性却在那里与那个想法痛苦斗争。

当一个小时的禅坐结束时，那位女性想："总算结束了。"

于是和周围的别的在家佛教徒说起话来，说着说着，那个想法似乎就没有了。

到了下午，大家又到了会堂来集体打坐，那位长老又坐在前面，而且这次还坐在那位女性的正前方。当他坐下来的时候，他还向着这位女性慈善地微笑了一下，女性看见长老冲着自己微笑，头上还散着光。这位女性突然又生起上午那个可怕的冲动，准备马上站起来、冲上去拍长老的头。

"不要让长老知道这个亵渎他的想法啊！"

想着长老刚才对她的微笑，她恐惧了："是不是长老已经知道我要做的事情了！"

这一吓，可把她吓坏了，她想："我这次真不应该来，怎么会有这么邪恶的想法！中邪了。惨了！快快不要去想吧！"

这次她确实紧张得有点不知所措了。

可是越不去想，那个想冲上去打头的想法出现得越强烈和频繁。

长老就闭目坐在她前面不太远的地方，她面对一个诱惑，然后焦虑着和犹豫着。她恐惧着自己那个想法，也没有办法再去禅坐了，只是坐在那里和自己作斗争。

就这样，度秒如年。

当禅坐结束时，她实在有点忍受不住那个冲动，看见长老站起来，慈祥地向她这个方向走过来。她突然站起来，准备伸手去拍长老的光头。这时候，长老对她微笑了一下，她被吓坏了，马上合掌跪下来。

那位长老不知道发生了什么事情，于是询问她："发生了什么？需要什么帮助？"

这位女在家人于是把从上午到下午出现的那个想法，忏悔式地坦白说给了长老听，以请求长老的宽恕。

长老听了后哈哈大笑起来。

他教导她道："这心可以成为好念头，因此，为何它不能想坏念头呢？无论它想到什么，只要看住它、接受它就会自然消失——不过，如果这念头是坏的，要确定你并没有与它们行动一致就足够了。"

"什么？我还没有完全明白。"

"喔！那你遇见过毒蛇吗？"长老问。

"遇见过！"在东南亚的农村，遇见毒蛇是常有的事情。

"那走在路上，遇见毒蛇正在路中央盘绕着，你又离它很近了，你将怎么办？"

"我会保持不动，等待那条蛇自然离开！"女在家人回答道。

"是的！正是如此。就像遇见一条毒蛇，你马上逃避，蛇会攻击你；而你去攻击这条蛇，蛇也会反击你。但当你能够坦然看着它保持中立而不行动，蛇到时候就会自然游走。心念也是如此。"

"喔！是这样啊！我知道了！"她恍然大悟。

由于这位女性已经说出了自己的可怕想法，并获得了面对毒蛇时的启示，豁然知道了面对心念之道，她的心于是变得轻松了。虽然她这次没有禅坐好，但却因此了解了心念的自然法则。她满意地顶礼而去。虽然那个想法在后来还冒过那么几次，但她能坦然去接受那个冲动，"那不过是某个想法而已"。没过几天，这个冲动的想法就自动消逝了。

### （二）停顿和专注

强迫念头产生时引发的焦虑、恐惧等负性情绪是剧烈的，光有接纳的心态是远远不够的。就像风暴来临时，如果缺乏坚固的建筑工事，没有通畅的排水系统，光靠调整心态可能只是纸上谈兵。因此，要想有效地对付强迫症，我们需要运用可靠的方法来"锚定思维之船"。

著名的心理学家罗洛·梅曾提出："健康不是没有焦虑；心理健康是觉察到刺激与反应之间的差距，以及建设性地使用这种差距的能力。"他还提出："在我看来，心理健康位于'条件作用'到'控制'这个范围的对立面。"也就是说，如果我们培育了停顿和专注的技术，那就离心理健康不远，也就无所谓强迫与不强迫了。这有些类似于强迫症四步骤自我治疗法中的"重新聚焦"和森田疗法中的"为所当为"。

我们临床经常建议强迫症患者运用观呼吸和正念站立的练习来训练停顿和专注的能力。其方法如下：

### 1. 观呼吸练习的方法

首先，选择一个你觉得舒适的姿势坐好。

慢慢闭上眼睛，深呼吸三次。之后恢复正常的呼吸，让你的呼吸自由进出，再轻松地将你的注意力集中在鼻孔的边缘。单纯注意呼吸进出的感觉：在吸完气即将把气呼出之前，有一个短暂的停顿，注意它，并且注意呼气的开始。在呼完气即将吸气进来之前，又有一个短暂的停顿，同样注意这个短暂的停顿。这表示有两次短暂的停顿，分别在吸气结束与呼气结束时。由于这两次停顿发生的时间如此短暂，以至于你几乎察觉不到它们的存在。但是当你有正念时，你就能注意到它们。

不要以言语表述或赋予它任何概念，只要注意呼吸的进出即可，不要说"我吸进""我呼出"。当你集中注意力在呼吸上时，忽略任何思维、记忆、声音、香气与味道，只专注于呼吸，排除其他任何事物。

开始练习时，尽管我们努力把注意力维持在呼吸上，但心还是很容易跑开。心可能会跑向过去的经验，突然间，你会发现自己回忆起以前去过的地方、遇见过的人、久未谋面的朋友、很久以前读过的一本书，或者昨天吃过的食物的味道等。一旦觉察到你的心不在呼吸上，就马上从那里把它拉回到当下，回到观察你的下一次呼吸上。一次又一次，飘走再拉回到当下，每一次你要做的就只是将注意力再次牵引到下一次呼吸，而不要去评判或者自责。

**2. 正念站立练习的方法**

（1）靠近一棵树，以树姿站立着（最好赤脚），寂然不动；感觉你的足部长出根，往地底下延伸；感觉你的身体轻摇，一如它向来如此，像树木在风中摇曳；留在原处不动，与出入息联系着，啜饮你面前的一切；也可闭上双眼并感受周遭环境，感觉离你最近的树，聆听它，感觉它的存在，用身与心探触它。

（2）利用出入息帮助你停留在此时此刻……感觉自己身体的站立、出入息、存在，一时又一刻。

（3）当心和身开始暗示自己该继续向前时，尽量以这样的姿势再站久一点。记着这些树都站立许多年了，幸运的话，也都经历好几个人生了。看看它们能否给你启发，了解寂静和联系的意涵，毕竟，它们用树根和树干联系大地，用树干和树枝联系空气，用树叶联系阳光和风，站立之树的每一部分都诉说着联系。

（4）自己试验一下这样站着，短时间也成，努力与皮肤上的空气联系起来，与脚板接触大地的感觉、世界的声音、光影色彩的舞动、心的舞动都联系起来。

（5）这种方式可以推广到日常生活中。在河畔、客厅或等车的时候，你可以像树木一样站立着，让觉知回到自己的呼吸或躯体感受上；独处时，你可以对着天空打开手掌，以不同的姿势伸出手臂，像树枝，也像树叶，易于亲近、开放、接纳、耐心。

下面再借泰国禅师阿姜查关于眼镜蛇的比喻来强调"停顿和专注"原则在强迫治疗中的意义：

心的活动就像能致人于死地的眼镜蛇。假如我们不去打扰一条眼镜蛇，它自然会走它的；即使它非常毒，我们也不会受到它的影响；只要我们不走近它或去捉它，它就不会来咬我们。眼镜蛇会照着它的本性行动，事情就是如此！如果你聪明的话，就别去惹它。同样，就让那些不好的和好的顺其自然——依它们的本性而随它们去，不要执着于喜欢和不喜欢，如同你不会去打扰眼镜蛇一样。一个聪明的人，将会以这种态度来对待他心中升起的种种情绪。当善的情绪在心中升起时，让它自是善的，并且了解它的本然；同样，我们也让恶的自是恶的，让它顺其自然。不要执着，因为我们什么都不要！我们不要恶，也不要善；我们不要负担和轻松，乃至不求快乐和痛苦。当我们的欲求止息时，平静便稳固地建立起来了。

### （三）旁观和标示

熟练运用停顿和专注的方法后，我们能够做到不被强迫念头及其引发的负性感受所淹没，但由于仍没有与其直面相处，有些"枯禅"的味道——有定力，但没圆融。如果再学会旁观和标示的能力，那你与强迫的关系就有如棋盘和棋子、如来佛和孙悟空的关系似的。

具体地说，所谓旁观是指扩展你的关注点和观察范围，而不再把全部注意力固着在强迫症及其所引发的问题上，你可以在不否定其存在的同时摆脱它。所谓标示是指你能给此刻正体会到的躯体感受、头脑中的念头和情绪一个标签。

例如，对于身体上的痛、痒、冷、热或者麻等感受，不管它是什么，有多么强烈，你只是全然地觉察它，体会它微妙的变化，尝试以一种放松的方式去感知它，就像对待呼吸一样去温和地接纳它、觉察它、命名它，就只是去觉知，而不要生起任何情绪或者评判。

同样，对于脑海中冒出的某些强烈的萦绕不绝的念头，你可以主动地去关注它们，它们也许是一些图像、语句，或者是一些回忆、想象或者计划，当你捕捉到它们之后，尝试去命名这些念头，比如："想法，想法""想象，想象""回忆，回忆"。

对于情绪也是如此，你可以"愤怒""愤怒、恐惧""恐惧"地去标记它。

如此这般，通过上述步骤的反复训练，我们就可以一点一滴地从旧的强迫思维－强迫行为的恶性循环中解脱出来，真正"活在当下"。

总之，我们的大脑有自己的思想，我们的身体有自己的需求，只是长期以来被我们忽视了。通过正念修习，就会慢慢明白，你的思想、情绪、感受都不是你——你不能将它们当做个人财产。你不需去强行控制它们，而只需看着它们出现、停留、自行消散。当你意识到你的思想、情绪、感受并非"真实"或者"现实"，就会获得极大的解放；它们只是大脑的自然活动而已，并不是"你"。如此，你的强迫念头可能并没有消灭，但痛苦却"消失"进生活了。

下面再借雷德·霍克在《自我观察》中关于"我们头脑中掠过的念头"的描述来强调一下正念对待强迫症的意义：

它们总在变化，

不值得相信，

但我们却将自己的生活寄希望于它们，

从而敲响了心灵的死亡丧钟。

我们把它们当作自己，

我们忘记了自己是谁，

我们盲目地跟从它们，

尽管它们把我们引向地狱的方向。

我们饱受痛苦，

直到某一天看清楚，

它们以我们的名义犯下多少可怕的错误。

我们爱着的这些妖女，

在为我们唱响死亡之歌，

她们才不是看起来的那个样子。

我们以为她们是我们想要去讨好的那种女人，

直到某个阴暗的日子你会发现，

她们与魔鬼般的男人睡在一起，

是他们的娼妇，

于是你对她们从此没了兴趣。

作者体会到，对于强迫思维和强迫行为的正念操作，可与森田疗法、行为疗法中的暴露反应抑制（ERP）整合在一起使用。

# 强迫的存在主义疗法

来访者，女，26 岁，被强迫思维困扰了 10 余年。

来访者自述她从小就对"人为什么要活着"之类的问题感兴趣。从高中开始就反复思考"人如何活着才有意义""只有成为伟大的科学家才会有意义"。看书的时候头脑中会不断地冒出"读这些书有什么用，不是浪费时间吗？"的想法。就这样，一边想着以后成为科学家，一边读不进书。在某医院，她被诊断为强迫症，服用舍曲林治疗，头脑中的强迫念头有所减少。上大学以后（数学系），她逐渐减少药量，头脑中的自我对话又开始增多，但不影响学习，未作特殊处理。由于对宇宙问题感兴趣，她考上了理论物理的研究生，开始全身心地投入思考宇宙的问题中，但觉得这问题不可能像"数学公理"一样绝对正确，开始对自己的方向感到迷茫。她在头脑中不断地自我对话："以后是考博士还是就业呢？""这样研究下去没有结果怎么办呢？不就把生命浪费了吗？""如果去工作，天天教中学物理，太无聊了，怎么办呢？"……

由于患者不愿再次服药，开始来台州医院心理卫生科尝试做心理治疗。在治疗过程中，医生针对她顽固的"二元对立思维"采取了正念治疗。在强迫思维有所减少以后，医生与其探讨了存在主义哲学中的"死亡""孤独""自由""无意义"等问题，她开始变得沉默，若有所思。随着治疗的深入，来访者逐渐暴露出她强迫性穷思竭虑背后的原因：她在两岁的时候被领养（到现在还不知亲生父母是谁），从小就害怕黑暗以及一个人待着。在中学时，她养成了"爱思考"的习惯，许多时候，一个人出神地想事，因为这会让她忘记恐惧和孤独。高中时有一次，她的头脑中出现"邪恶"的念头，她感到非常害怕，"人的脑子里怎么会有那么糟糕的想法"，遂问其当公务员的父亲："你头脑中会有'不好'的想法吗？"父亲回答："不会。"就这样，她开始在头脑中拼命地去追求"卓越"……

当她开始明白自己强迫的背后是由于在逃避"存在性"困境时，强迫症开始走向好转。

这个案例告诉我们：从存在的角度看，强迫症与患者的"自我"不完整、各种亚人格未得到整合有关。借用台湾许添盛医生的一个比方来说明这一现象：

任何政府或执政党的发言人，只能有一位上台说话。同理，在一个人的结构——意识心当中，一次只能有一个主人格当政。好比我一次只能说一句话，不能同时说两句话；我一次只能采取一种行动，不能采取两种；

我一次只能思考一件事，不能思考两件事。一般而言，作为身体、思想与情感主宰的主人格只有一个，主人格是这个人生活与行为的执政党。但是，若一个政府有两个发言人，台面上及台面下各有一个，台上讲话，台下也在讲，那就纠缠不清了。台上的发言人要面对记者和听众回答问题，可是，台下那个发言人又要跟他说话，他就开始产生混乱现象了。

存在主义心理治疗大师罗洛·梅对强迫症也持相类似的观点：

强迫现象在一种人格背景下发生，这种人格可能是完整的，但是被迫在坚持自己的权利方面无能为力。在日常生活中，强迫经验就具有这样的特点，即同时存在"是"和"否"——一种与内部拒绝相结合的顺从行动，或者是与内部顺从相结合的拒绝行动（例如，我觉得被迫签署一份我反对的声明）。在心理病理学的强迫病例中，强迫和被强迫都起源于自我领域：自我是这个势不可挡的力量的目标，但同时它也是这个势不可挡的力量的原则。这个自我挑战产生于同一自我的行为，挑战的一方和被挑战的一方都是一个自我的本性，都是自我的范围，它们不相符合而站在彼此相反的立场上。

除此之外，有强迫症存在主义治疗经验的人都会同意，绝大部分强迫症状的背后都与死亡、自由、孤独、无意义等"存在性"主题相关。例如，反复清洗、检查不就是为了克服所体验到的控制感、安全感受到了威胁吗？科克·施奈德曾提出："强迫症患者是一种处于过于压缩的模式，是对实验、惊讶、混乱和复杂的事物、杂乱、鲁莽等终极扩张（宏大、混乱）模式的恐惧。"

换种方式说，如果一个人处于过于压缩的模式，对扩张模式恐惧，就会出现机能障碍、极端主义，会去做他所能做的一切事，包括变成极端的、具有破坏性的自己，以回避个体所恐惧的扩张那一端。例如，对生理扩张（如性唤起）恐惧者，就会通过回避看色情影片、情感小说，甚至不敢在街上瞟一眼美女等极端的措施来压缩自己。再如，强迫性穷思竭虑者由于对本体论和宇宙论方面被消解和湮灭的恐惧，可能会不顾一切地付出心理与生理上的努力来做出本体论的表现，使自己变得"杰出""最重要"。

遗憾的是，这种努力在许多时候不仅带不来积极的效果，还往往会导致悲剧性地回到枯竭的境地。因此，存在主义理念在强迫症的治疗过程中不管怎么强调都不会过分。

需要注意的是，存在主义心理治疗并不是一种专门的技术，它主要通过对强迫背后的"存在性"问题进行分析，使强迫症患者能真诚、敬畏地面对生命的实相。

# 强迫的精神分析疗法

陈先生，45 岁，因紧张、难受一年余来台州医院心理卫生科咨询。

随着二胎政策的放开，陈先生见许多同事、朋友都开始为此做准备而紧张、焦虑。因为他两年前曾进行过心脏射频消融术，术后身体一直欠佳，妻子两年前曾进行子宫切除手术，而且已经上高中的女儿对生二胎也表示反对。陈先生说："按理说，这事已经是板上钉钉的了，可是近一年来自己却被相关念头困扰住了。"无论是看到还是听到与自己年龄相仿的同事、朋友准备生二胎，他心里都难受，看到他们抱着孩子难受，在路上、公园里看到怀孕的大龄妇女也难受。他自己明知没必要，但就是无法控制头脑中的想法。因此，他很少与朋友来往，尽量回避去公共场所。

在工作方面，陈先生本来是一位教师，后来因身体问题调离岗位，在后勤工作，但又觉得没面子，而且连考个驾驶证都没信心。

在夫妻生活方面，他一直为早泄问题而苦恼，还曾经因吵架时被妻子说"不是男人"而耿耿于怀，"不断地想着如何在性方面证明自己的能力，但很多时候越证明越糟糕"。

另外，看着许多朋友、同事把副业搞得红红火火，但他自己却由于身体原因导致心有余而力不足。

陈先生在家排第五，上有3个哥哥和1个姐姐，父亲自小就被母亲所在的村里人家所领养，受尽欺负。大哥当时与村干部的女儿结婚，家庭受到了一定的照顾而条件有所改善。但好景不长，有一次大哥打工时因从三楼摔下而患上了截瘫，嫂子碍于伦理没离婚，但她的婚外情是乡里人人皆知的事。在读初中期间，大哥因"病"去世。高中期间，三哥已经在当地一个不错的单位上班，在三哥的帮助下，陈先生的生活有了改善，但还是好景不长，在他读高三时，他的三哥又因肝硬化导致消化道大出血而去世。而二哥和姐姐都生活在农村，性格懦弱，大字不识一个，生活得很清苦。陈先生自小就立过志向，要通过自己的努力学习和工作，为家族争口气。的确，这个愿望实现了，陈先生读完师范学院之后成为一名教师，在忘我的工作下，陈先生多次被评为优秀教师，而且被一位领导看中，选为女婿。在别人眼中，陈先生一直是同事、同学们羡慕的对象……

陈先生的房树人测验显示：

在主观和客观之间缺乏调整能力，只看到事物、问题的表面，社会成熟度低下。

过分显示自我的存在，活动过度，对环境压力引起的心理紧张而产生过度反应，提示可能存在活动过度、轻躁狂状态、妄想、攻击、敌意和幻想性。

具有精神动力低下，自卑，无助感，无自信，焦虑不安，抑郁，恐惧。

不能进行自我控制，精神动力下降，是自我被压倒的象征化表达。

感到自己的人格近于崩溃，自我控制能力弱，不能脱离疾病的衰弱状态。

在家庭中，与其他家庭成员无精神上的交流，情感冷漠，具有孤独化的倾向。

在生活中，依赖性强，希望得到环境的保证和对安全的强调，过分注重现实。

显示出自我无力感，不适应感，缺乏自信，无决断力，追求不适当的满足心理，不能充分成熟，幼儿期存在患疾病的可能，严重提示自我崩溃。

在环境压力逼迫之下，形成自恋状态，追求艺术感受和情绪不稳定。

在日常生活中，为了完全实现自我满足，反而失去内心的安定。

待人处世能协调，能够很好地与他人相处，调和地生活。

显示出求知欲强，强调无意识中精神生活的重要性，沉迷于空想，有时积极性高。

显示无力感，感到在社会上吃不开，对支配与被支配感到无所谓。

丧失自主的勇气，人格不稳定。

在心理分析的过程中，通过自由联想、梦的分析等工作，治疗师发现，陈先生强迫背后的潜意识原因是：对自己的男子气概没有信心、害怕重演父亲那样的生活、害怕被妻子抛弃以及对死亡的恐惧。

经过系统的治疗，陈先生与自己潜意识中的恐惧和解了。

对于这样的来访者，如果不进行心理分析，解除其内在的压抑，恐怕他的强迫难以彻底恢复。

精神分析疗法亦称心理分析疗法，是现代心理治疗的奠基石，是由西格蒙德·弗洛伊德创立的。其基本理论主要包括意识－无意识理论、人格结构理论和人格发展理论。

在弗洛伊德看来，强迫症是自我调节本我与超我间冲突的结果，产生于肛欲期。如经典精神分析理论中指出，个体通过强迫性症状试图缓解肛欲期驱力要求和严厉超我之间的冲突，在特定防御机制的帮助下，通过妥协性症状来渡过难关。在这个过程中，患者的自主性和控制感得以体现，并能够完成对现实的"适应"。弗洛伊德对鼠人临床案例在进一步分析中指出，强迫症的核心冲突体现为服从与反抗的对立。

自体心理学家科胡特认为，肛欲期是儿童自恋、自我感觉、自我价值感等方面发展的重要阶段。他指出，症状是用各种途径和方法来缩减自体的体验，以容纳自体的破碎。强迫症状，比如整洁、僵化的固执及对细节的过度关注等都有效地保护了自体的内聚性。除了表达攻击，更贴切的理解是为了安抚自己、应对失控的外在世界的威胁。

……

现代的精神分析理论认为，强迫症病人被潜在的无意识动机驱使着，而自我不能觉察，不能意识到他们的病和心理冲突的关系，他们的现实情感被破坏，但主观意志却无法解决。为了保护自己，他们就以强迫症状为代价来缓和内在冲突。而精神分析疗法通过自由联想、释梦和解释移情，解除和突破病人的阻抗，揭示其潜意识中被压抑了的、个体无法忍受的痛苦，构建出强迫症患者被压抑了的潜意识的内容，让强迫症患者体验和感受到症状的幼稚、可笑、愚蠢性，真正从情感层面感悟。这样，强迫症状就失去存在的意义而消除，患者的精神活动得到调整，新的行为模式逐渐建立。因此，精神分析疗法比较适合强迫的治疗。

需要注意的是，由于精神分析疗法的具体操作比较复杂，需要由专业的心理治疗师来操作，在此不作详细介绍。

# 第五章

# 强迫及相关障碍的临床
# 治疗案例选析

痛苦不会"从"生活中消失，而是消失"进"生活里。

——巴里·马吉德

前面几章详细地介绍了强迫的治疗是一个综合、系统的过程，本章将以数个强迫及其相关障碍的治疗案例为蓝本，进一步强调探索强迫及其相关障碍背后的深层次原因，以及把强迫问题还原为生活问题和人生问题在疗愈强迫中的重要性。

# 森田疗法联合正念疗法治疗强迫的案例

## 一、临床特点和治疗经过

赵××，男，29岁，本科，未婚。

2012年5月9日首诊（25岁时），主要因人际交往困难前来咨询。

来访者反映：回想起来，自己目前的困扰是在读初一时，因一个同学比自己成绩好，此后人际交往出现困难：胆小、做事犹豫，与人在一起不知道要说些什么，显得紧张、不知所措。头脑中反复想些人际交往的问题。对于比自己强的人既嫉妒又想学得像他们一样好。自卑，不敢找对象，情绪低落、多疑，看到别人得病就害怕，担心自己也得病。现在觉得自己的记忆力很差，容易疲劳。平时"胃肠功能较差"，容易腹泻。性格较为内向，"怕麻烦""不敢麻烦别人""对别人不敢说不"。曾经服用过舍曲林、利培酮，效果均不明显。目前正在服用帕罗西汀20毫克/天，效果仍然欠佳。大学毕业后一直在家待业。

精神检查：来访者面容憔悴，交谈过程中主动述说病情，经常低头说话，甚少与医生有目光对视，双手平伸时细微颤抖，双手较凉，手心有汗，心境低落，但不存在自杀观念及行为，未引出幻觉、妄想等精神病性症状，自知力充分。

辅助检查：脑电图、头颅CT、甲状腺功能等相关身体检查显示无异常。

心理评估：

1. 艾森克个性测验：典型内向性格特征、典型情绪不稳定。

2. 90 项症状清单：强迫状态、人际关系因子分为重，抑郁、焦虑因子分为中，其余六项因子分均为轻。

3. 心理健康测查表：抑郁因子分为 83 分，焦虑因子分为 72 分，为 23/32（抑郁 / 焦虑）模式，提示神经质倾向，具有兴奋、紧张、担心的情绪，对生活缺乏热情，悲伤、抑郁、疲乏，人格上是被动依赖，适应社会困难。

处理：

1. 心理治疗：门诊式森田疗法；

2. 药物治疗：继续给予帕罗西汀治疗，建议 3 周内逐渐加量至 40 毫克 / 天。

三周后（5 月 31 日）复诊，来访者症状有所改善，继续进行门诊式森田疗法，并探索如何克服自卑，提供情绪管理手册，继续用药物治疗。

又三周后（6 月 21 日）复诊，觉得来访者与人接触已经没有像一开始那么紧张了。治疗方案同前。

此后定期预约三周一次复诊，配合心理治疗和药物治疗。

到 9 月 6 日复诊时，来访者已出去工作了两周，偶有一些强迫思维。建议继续按森田疗法的理念进行生活，并提供强迫的相关资料，药物治疗方案同前。

到 2013 年 3 月 22 日复诊时，来访者表示能坚持工作，强迫思维仍存在，但不影响工作，并已自行停用药物，安排进行观呼吸训练。

此后中断治疗。

2014 年 4 月 17 日，来访者预约前来就诊。尽管已坚持工作两年，但内心深处依然比较痛苦，来访者自述如下：

1. 脑子没法思考，仍然很难进行两位数的加减法。如果是下象棋，会像一只无头苍蝇，因为很难想到几步之后的情况。在工作上表现为：别人说一句才能跟着做一下。比如，领导拿一个产品过来说：把这个跟我们原来的产品对比一下。而我则会愣在那里，也不去思考他说的是什么意思，大脑好像在思考很多的东西，像电脑死机了一样。需要别人说得非常具体我才能反应过来。比如，领导这样说：这是新款的侧盖，你去三楼某某仓库跟某某拿一个旧款的侧盖，去质保室叫某某测一下各项数据，测好后还要试装一下，可不可以装配，然后要汇报一下。这样讲的话，我可能也要听好几遍才能记住。

2. 说不出话，只是紧张，没有特殊的感觉，但仍不知道说什么。当然我确定不是真的无话可说。

来访者在交谈过程中显得焦虑，语音低沉，更多地表达了自己的"无能感"，表达具体的感受和情绪显得有困难。

心理评估复测：

1. 90 项症状清单：躯体化、强迫状态、人际关系、恐怖因子分为中，其余六项因子分为轻。

2. 心理健康测查表：躯体化因子分为 66 分，抑郁因子分为 67 分，焦虑因子分为 76 分，为 23/32 模式。

3. 应付方式：幻想倾向性高。

经过协商，暂时不使用药物，来访者说他住在离医院 200 多公里的地方，一两周来做一次心理治疗很不方便，希望医生能提供"自我训练"的方法来自我治疗。最后商定：

1. "正念禅修"练习。从"观呼吸"训练开始，每天至少两次，每次至少 15 分钟，每项内容练习两周。按顺序练习"观呼吸""旁观躯体感受""旁观念头""旁观情绪"。告知他在练习中遇到困难要及时复诊。

2. 按先后顺序每两周看一部电影：从《千与千寻》开始，然后是《绿野仙踪》《尽善尽美》《野天鹅》。

3. 记录成长史及梦境。

4. 阅读与"直心""平常心""正念"有关的禅学语录、诗偈、故事，每周至少各一份。

2014 年 6 月 17 日复诊：两个月里坚持正念练习，完成上述 4 个项目及与治疗相关的电影，并记录了几件成长过程中的故事及两个梦境。

心理评估：

1. 90 项症状自评清单：躯体化因子分为无，其余九项因子分轻。

2. 心理健康测查表：躯体化因子分为 61 分，抑郁因子分为 62 分，焦虑因子分为 65 分，为 23/32 模式。

对照前两次评估，各项因子分明显减轻。

来访者说他现在脑子不怎么卡壳了，思维流畅了许多，在交流过程中也显得比以前自信。

将心理学知识和禅学智慧结合起来，我们分析了他的成长故事及梦境中的内容，并嘱其继续以"观呼吸"为基础进行正念训练。

下面是其成长记录和梦的记录，【 】内是医生的批注（下同）。

## 发病前二三事【学着去珍惜各种偶然】

### 小学时期：

三四年级时，有一个女同学会主动找我一起学习，突然有一天，她找了另一个男同学 A（和我比较要好）一起玩儿、学习，我的心里隐约有些失落的感觉。

五六年级时，本来有一个男生 B 和我非常要好，经常一起玩儿、打乒乓或是写作业，但突然有一天不来找我了，而是去找之前那个和我要好的男生 A。之后有一天，他却又来家里找我，当时问他怎么来了，清楚地记得对方说"那个同学 A 今天不在家，不然我干吗来你这里"。

经过这两件事情，后来，当我看到同学 A 时就有一种害怕的感觉，就觉得他做什么都是对的，都是有魅力的、吸引人的，并能让别人愉快。我感觉自己是在嫉妒他，但那时候所接受的教育告诉自己**不应该【**没有"应该"与"不应该"，只是当下的感觉**】**为此而嫉妒、生别人的气。**【看来从小就接纳不了"真实的自己"】**

印象较深的第三件事：有一次，上学的路上经过垃圾堆，被碎玻璃割伤了脚，流了很多血，回到家后，爸爸带我去医院缝合，并打了破伤风疫苗。回家后，爸爸还和我说了破伤风有**多可怕**，还说老家有个人在耕地的时候被犁伤了脚，伤口很深，但很快就愈合了，那人就没有去看医生，结果一个星期之后就死了。当时我听了之后非常害怕，以致有一点擦伤见到血就要求爸爸带我去打破伤风疫苗，爸爸不同意，我就非常害怕，有时候晚上还会偷偷地记**【**计**】**算还有几天可活，**害怕到极点**，睡不着，到了崩溃的地步。**【现在的小心翼翼或许与那时内化的信息有关】**

### 上初中后：

因为我从小是一个很内向的人，上课基本上不回答问题。小学毕业后，因为受到社会的影响，于是我认为光会读书是没有用的，**要独立，要勇于表现，要开朗勇敢**，所以我刻意地能说会道，和同学、老师打成一片。应该说我做得很成功，老师和同学都很喜欢我，完全是他们的开心果。初一第二学期选班长时，差不多全票当选。甚至学校的小混混也喜欢我（因为我和小混混都试着交流），学习成绩也非常好，班级第一，全校前十名。我基本上处于亢奋之中。**【与内心不一致的"刻意"会让人痛苦！因为"活在假我"里】**

**【转变在这个时候发生了】**突然，有一天数学老师叫一个同学上台做题，同学做不好，老师就说他刚进学校的开学考试，数学是全班第一，现在都成什么样了。我听后就一下子非常难受，不知道为什么，这种吊儿郎当的人怎么会是最好的呢，不敢相信。我突然觉得他好厉害，好怕他，他

**好像有什么特殊的才华，他其实比我还要厉害……**

但实际上在数学竞赛中，我拿了全校第三，而他那时候数学在班里也是中上等吧，成绩不怎么样，可是**我的心里就开始放不下他，觉得你努力有什么用**，这种吊儿郎当的人曾经也比你厉害。然后看到他就难受，一想到他就什么事也干不了，干什么都觉得没有意义。因为是同班同寝室，所以**又没法逃离**，看到他就害怕，觉得他做什么事应该都是很聪明、很正确的。脑子里整天想的都是他，心态完全崩溃了。因为我看过电视节目的缘故，就觉得自己得了心理疾病，要去看看心理医生，不然病就不会好。但不知道去哪里看，然后开始害怕、讨厌、嫉妒那种特别活泼又能说会道、引人注目的同学。【是因为担心这样努力、活泼的自己将不被身边的人所重视了吗？担心别人超过自己而自己"失宠"？看来"平常心"是非常重要的】当这类同学跟别人说话的时候，我就觉得他好厉害，别人都跟他好，而我会很伤心、难受、生气，整天觉得自己做的一切都不如别人，人家收获的快乐是大快乐，人家什么都做得比你好，你做得再好也比人家低几个档次。你做这些有什么意义，好像自己做什么都没有意义了。【因为您没有在做"本来的自己"】这样想，自己连这些都做不到了，然后自己特别想讨好别人，特别想和别人说话，让别人喜欢我【但越是希望这样就越是做不到】，想要表现得比"那个人"还要好，但老实说，没有竞争心理，因为我早就败了，害怕死了，怕死他了。然后超级敏感，跟我交谈的人只要一有停顿，我就想他是不是讨厌我了，我说话是不是不好笑。【看来您的"我执"很厉害！"他"（那个同学）或许就是自己内心中的另一个"我"！是逃离不了"内心中的恐惧"。做真实的自己更好】

这样的对象随着班级环境的变化而不断换人，但也有性别的区别，印象中还没有对哪个女生产生过这种强烈的感觉——形成一种能说会道就高人一等而让我害怕的印象。【其实都是"心魔"在作怪，探索一下您与父亲的关系】

由于我超级敏感，很快就变得说不出话来，在人多、气氛活泼的环境里就超级不自在。【这就是"目标震颤"！就像学生要参加考试，总想着考高分，而没去复习，只会是越期望越担心，结果可想而知】

其间伴随着对自身身体健康的各种恐惧和焦虑，比如害怕自己会失明、会口吃。想到自己会口吃的时候，很长一段时间都不敢说话，说话的时候忍不住会配合口吃的表现。一般恐怖电影也不看了，尤其会害怕自己患上各种心理疾病。比如在书上或电视里看到有什么心理疾病的，像强迫症，就觉得自己也有强迫症了，忍不住去不断洗手，忍不住去配合书上说的各种强迫症的表现。比如：电视上看到一个人对数字"5"特别强迫，吃东西的时候要把东西分成五份；做一件事情要选在5号、15号、25号；电梯要乘到5楼。然后我就对"5"特别在意，觉得我也要成为这种人了。再比如"一部讲'神医'的电视剧里有个人得了怪病，一般治疗都解决不了，最后是神医在他吃的猪肉里发现了一种寄生虫才解决了问题"，我看后就十分害怕，怕自己也得了这种类似的病，医生都解决不了，我又碰不到"神医"，于是就会陷入这种害怕之中无法自拔，整天都在想着这件事。【这是神经症"生"的欲望和"死"的恐怖】【自我斗争挺伤神的】

一般来说，要想走出这种状态，就要想出一个完美的理由来让我不要担心这个问题。等我想到了理由的时候，马上会想一千种理由去反对它，觉得这个理由不充分，还是要担心、害怕，"不断地想理由又不断地去否定它"，直到想到一个自己完全能接受的理由为止。还有种情况是实在想不到理由，害怕得累了，难受得累了，会好一点，过段时间会暂时忘掉。

**初中时期成绩一落千丈**，没法做作业，英语单词一点都记不住，哪怕背了很多遍也马上忘记，数学问题老是理解不了，没办法很有逻辑地去思考题目。

这些事情发生后，我觉得是因为存在心理问题，所以我迫切地要找心理医生治疗，觉得只有心理医生才能帮助我。找过几个心理咨询的老师，做的题目【一些量表】说是抑郁和焦虑，吃过药，没什么效果。后来，也应该还是在初中时，在一个社区医生那里看病，开了两种药，有一种说是睡眠改善了就可以不用吃了，大概吃了半年左右吧，另一种药长期吃，记得一直吃到高中毕业，其间可能中断过一两年，这段时期的事很多都记不住，效果不好，最多只能说是让我思想麻痹了一些。上大学后就没怎么吃药，我自己也觉得没什么效果。在大学里过着一种得过且过的日子，只和同寝室的室友有点交流，对其他同学都害怕，不好意思和他们交流，觉得自己好像要刻意去亲近他们似的。

**大学毕业后：**

不敢去工作，上过两个月的班，极其痛苦，完全没有自己的想法，都是别人说一句，我做一下，做了两个月后坚持不下去（虽然如此，但我也隐约觉察到了工作期间对内心的痛苦没有那么关注，至少没有自己去产生一波又一波的痛苦想法，这也是为什么后来包医生给我介绍"森田疗法"让我信服的一个原因）。后来又去找了几次工作都没有找到，待在家里，帮父亲干干活。其间去上海看过某公立医院心理科，治疗体验极差，第一次进去看，5分钟就出来了，开了两三种药，吃了半片觉得非常难受【副作用】，一天一夜没睡，我还以为药物过敏（就没继续吃了）。第二个星期过去咨询的时候，那位医生一听我说没吃药，马上把我赶出来了，叫我吃了药再说。他的话加起来一共不超过3句，使我对他印象极差，之后就没去看。

后来我回到原来的社区医生那里，2011年7月开始治疗，没记错的话应该也是一开始用两种药。

再后来就是来到台州医院心理卫生科包医生这里，做的心理测验提示是神经症。我觉得关于神经症表现的描述比以前的抑郁和焦虑更符合我的情况【是关注点不同：许多医生及来访者比较关注临床症状，而我们更关注临床背后的人格、人性、"存在性"等问题】，接下来就是按照"森田疗法"的要求去做，并坚持工作。

工作两个月的时候，我每天起床都会非常生气，感到非常委屈，想要破口大骂。但有一天，我突然想到**我之所以这么生气与委屈，其实是因为我不想去上班，而不是起床这件事情让人这么委屈**。这么想后，过了一两天，我起床就不生气了。【是啊！这就是背后的问题】

工作半年左右，那种让我非常痛苦的情绪变得少了，只有遇到具体的人或事的时候才会这样。

工作一年左右，姐姐们叫我去游泳，我正纠结要不要去，突然意识到出去游泳应该是一件很平常的事，至少在她们看来，这事一定很稀松平常，肯定不会让她们觉得这事要紧张不安，我也应该这样平常地看待这事才对，因为这才是本质。

大概又过了半年，我去隔壁办公室玩。我突然意识到隔壁办公室同事们之间说话是很平常的事，我过去和他们说话也是件很平常的事，那我也不必紧张，这种交流就是件平常的事情而已。【这就是禅学中的"平常心"的理念】

虽然进步很大，但我脑子里**一直**想的是今天我的"病"有没有好一点，我要控制好情绪，总有一个大的"我有病"这种想法【念头】笼罩在头脑里。【去"我执"并非一日之功】

**在学了"正念"训练后，我突然意识到前面并没有什么黑暗等着我，我唯一需要做的是"安住当下"。**【继续实践就好！"应该""一直"等词会让人痛苦，需要避免使用：我们做能够做的，我们做必须做的，不是做我们应该或应当做的。能"安住当下"就好！祝贺您！】

**梦境一：地下室**

我为了躲避做广播操而故意晚到学校（课间要做广播操），但**不想被发现，又想半途加入**，所以抄近路过去，就在快到学校的时候，一辆车挡在了前面。我马上躲在柱子后面，看到前面有个往下走的地下室，我就往地下室走去，走到地下室二层，没法往下走的时候，只听刚才那车里的人边打电话边走下来，我被他拉上去走到上一层。但梦里好像进入了另一个空间，这里也躲着**一个同学**，这个同学好像扔了什么垃圾，是他刚躲在这里吃东西的垃圾。这时我发现自己手里也拿着一把瓜子壳想要扔。**那男的教训我**不能乱扔垃圾，我觉得这个人应该是学校的高层或是刚好管纪律方面的老师。我这时**还拍个马屁**："大教授教训得对！"我们俩就被他领着往上走。之后场景似乎置换了，我在厂里走，一个老员工和我边走边跟我义正词严地说着什么，意思是他知道我是那个辞职的现在又回来的人，而且那个人辞职**是不对的**，单位白培养就走了，但我却跟他进行狡辩，这时迎来了大部队，**我姐和她同学**过来了。我就和我姐一起回去。【空间是"内心""潜意识"；同学、男的、自己、姐姐都是自己内心中的成分。内容是内心的各种成分间的争论！您意识里的"道德感"太强了！太想"好的"方面了。潜意识会反抗的】路过我当时**躲避的地下室**，然后我身上某个部位受了溃烂的伤，还没完全好，要到**受伤的地方（就是前面的地下室）才能恢复，然后我就走下去了**。梦结束。【看来您已经开始在向"潜意识"探险了，这是走向康复的标志。只要向内心深处走去，就可得到整合。继续"内观"/"正念"练习，放下强大的意识控制，没有绝对的好与坏】

**梦境二：死亡游戏**

先有一段梦境，具体内容忘了，但跟下面这段梦境有关。

我和两个驴友，在河边的浅滩中间看到一群人在直播烧烤。一个人在**示范烤鱼肉**，突然一阵欢呼，原来一个人骑一辆摩托车带着一只**狗**，狗后面拖着一条非常大的**鱼**，这鱼体形扁宽，颜色呈银灰色，**有一种神奇神圣的感觉**。大家正在欢呼怎么吃掉它（梦里应该是有吃吧，拿它的肉烧烤，记不太清楚了）。突然大家都跑了，很紧张，好像发生了什么大事，**我也跟着赶紧跑**，我拿起背包，又拿起什么东西忘记了，还拿了水壶，一共三样东西。因为我拿得慢，变成最后一个走的。后面跑路这一段记不清，最后来到了一个旅店。旅店里有**一个人**对我说，**最多活不过** 10 点（又似乎是 3 点）。这时，有人跟我解释是怎么回事：吃了那条鱼的人就从开始吃鱼的时候跑，没有吃鱼的有一整天的时间跑，这是在参加死亡游戏。因为之前梦到过这个游戏，所以马上明白了。

等游戏开始的时候，我**变成了一只羊**，然后我看到好几只羊在**顶着一堆草垒成的墙在跑**，我知道游戏快开始了，马上过去也开始跑。游戏开始后，我们是在一个跑道型的场地，但很大。中间是山谷、河流，外面是山。这个游戏是有一个**像神一样**的动物拿着刀来砍你，只要它盯上你了，就会飘过来追你一刀毙命。因为你是变成动物在跑，而它是飘着过来，很快就能追上你，一刀就砍死了。

然后，我看见一条鳄鱼，它靠近了那个死亡执行官的位置。这里出现了混乱，因为**我知道这条鳄鱼才是我的命**，所以我**引导它快点远离死亡执行官**，跑到跑道的另一端，而另一端的两边也都有一个砍人的动物，但它们的样子和那个追杀的不一样，而且它们也不来追你，只是你经过它们这里的时候会砍你，也是一刀毙命。因为路很窄，很容易被砍到。我靠近的时候就往中间跳，感觉像在飞一样，飞来飞去，这时有人投诉说"他在作弊，他在飞"，但马上有人说这是靠跑的惯性。游戏不知怎么就结束了，然后我好像在建议，上次就建议（即上一段梦到这游戏），死亡率应该在50% 左右，现在**好像还要高**，起码 70%~80% 了，太高就没意思了……梦结束。【这就是内心的"心理冲突"，其实"潜意识"中的一个"我"是喜欢冒险的，只是"意识"太强大，无法让其按自己的本性行事。生命本身就是一场冒险的旅程，继续保持"平常心""直心"去生活吧！继续正念练习，减少用"脑"想，多用"心"去感受和体验生活，带着内心"恐惧的小孩继续前进"】

## 二、小结

该来访者系一例典型的神经症性障碍患者，虽然药物治疗对缓解临床症状略有帮助，但解决不了"心理冲突"。以"顺其自然"和"忍受痛苦、为所当为"为核心的森田疗法对他也有帮助。但由于这一疗法对内在"情绪"和"思维"不重视，因此，来访者"头脑卡壳""没感觉"等深层次问题依然存在，导致其总感觉到对"存在"的体验不满意。

在经过以"正念训练"为核心的"禅疗"之后，来访者的整体状况从内到外都发生了改变。

为了促进来访者对禅学智慧的领悟，作者在临床治疗过程中经常融入其他方法。在本案例中就融入了"观影疗法"：观看《千与千寻》主要是让他学会像"千寻与无脸男相处"的方式去"与自己的强迫念头相处"，增强"旁观念头"训练的效果；观看《绿野仙踪》主要是增强其对禅学中"佛性"/"真我"的理解，使他明白心、脑、勇气其实一直在自己身上，只是被忽略或封闭了而已；观看《尽善尽美》主要是增强其对禅学中"苦谛"的理解，让他从旁观者的角度看一下强迫症和性取向障碍者的人生以及如何去摆脱；观看《野天鹅》主要是增强其对禅学中的"直心"和"平常心"的理解，让他了解"不是所有事情都可以通过努力去解决的"，许多时候主动放弃"意识中的努力"，去倾听"潜意识中的声音"显得更为有意义。分析梦的目的也是如此。

总之，把禅学技术与日常生活中的禅学智慧结合起来，对促进心理障碍的康复非常有益。

## 附：案例中所用的正念训练的操作方法

### 1. 准备工作

找一个安静、相对隐蔽与可以独处的地方，穿着尽可能宽松而柔软，让自己处于一个舒适的姿势即可练习，例如：

#### （1）坐在椅子上

①如果你选用的是一把椅子，最好有笔直而结实的靠背（不是扶手椅）。这样，你坐着时可以不倚靠靠背，用脊柱支撑你的身体。

②可以尝试把几本杂志或木板垫在椅子的后腿下面，使椅子稍微向前倾斜，这样可以帮助你毫不费力而又自然地挺直脊背。

③把双脚平放在地板上，双腿不要交叉，膝盖张开的角度需要大于90度，这样可使自己的臀部略高于膝盖。

④把手放在膝盖上，手心朝上、朝下均可。

⑤把头自然、轻柔地抬起，竖直颈椎，下颌微收，然后向前、后调整几下，直到找到中间的平衡点，你的头部既不会前倾也不会后仰，而是自然地落在脖子和肩上。向左、右调整几下，再次找到平衡点。

⑥如果你觉得舒服，可以合上双眼。如果你不想这样，就将视线放低，让目光落在身前几尺的地方，但不要全神贯注地盯着某一点。

总之，不要勉强，不要僵硬，要放松，让身体保持自然与柔软，像布偶一样垂挂在笔直的脊柱上。

#### （2）坐在地板的坐垫上

①如果你坐在地板的坐垫上，选择的坐垫要尽可能硬一点，当你压下去时，至少还有8厘米厚。

②坐在坐垫的前缘，让你的双脚交叉放在前面的地板上。如果地板上铺有地毯，那或许足以保护你的小腿与脚踝不会受太大的压力；如果没有地毯，你可能需要为双脚准备一些垫材，折叠起来的毛毯会是不错的选择。

③让你的两个膝盖都碰到地板，两只小腿相互交叉，左脚放在右大腿上，右脚则放在左大腿上。两个脚底都朝上。

④双手摆在肚脐下方，轻放在腹部前的大腿上，手掌朝上，相互重叠，两个大拇指轻触。手臂刚好稳稳地包住上半身，颈部与肩膀的肌肉不要紧绷，放松手臂。

⑤眼睛和视线的安放同上面的第⑥步。

**（3）卧姿**

如果采用卧姿，你可以躺在一张地垫上或厚地毯上或床上，双腿不要交叉，双脚自然分开，双臂沿着身体两侧摆放，微微张开，如果舒服的话，将手掌向上对着天花板。

卧姿主要用于身体正念的训练。

**（4）其他姿势**

如果有肢体障碍，或者对上述姿势不喜欢，你可以自己选择一个既能感到舒服又能确保时刻处于完全清醒的状态的姿势。

训练行走正念和饮食正念时，只需要环境安静，对姿势无特殊要求。

**2. 呼吸正念 / 观呼吸的训练方法**

（1）首先，选择一个你觉得舒适的姿势坐好，慢慢地闭上眼睛，收敛感官，观照一下整个身体的各个部位，如果你发现某些部位还有一些紧张就尝试去放松并柔和下来。

（2）缓慢地做三四次深呼吸，感觉空气进入你的鼻腔，充满你的胸腔和腹腔，再把空气从体内呼出。然后调节呼吸到正常节奏，不要用力或控制呼吸，只是去感受呼吸。无论如何，你都在呼吸，你要做的只是感受。

（3）注意你在什么地方最鲜明地感受到呼吸，也许在鼻孔的边缘，也许在胸腔或者腹部。然后就让你的注意力像蝴蝶停在花上那样轻轻地停留在那个部位。

（4）开始注意那个部位有怎样细微的感受。例如，如果你观照的是停留在鼻腔的呼吸，你是否可以觉察到空气流经鼻腔，是否带着微微的凉意，是否有细微的摩擦。如果你观照的是腹部的呼吸，你会感觉到吸气时腹部缓慢升起的轻微充胀感，以及呼气时腹部下降产生的不同感觉。你无需把感觉说出来，只是去感受。

（5）此时此刻，将你的注意力完全观照于你的呼吸过程。

（6）也许你会发现你的思绪不断游走、飘忽，每次当你意识到又开始陷入思虑、回忆，或是计划当中时，就马上从那里再次回到当下，回到观察你的下一次呼吸上。一次又一次，飘走再拉回到当下。每一次你要做的就只是将注意力再次牵引到下一次呼吸，而不要去评判或者自责。

（7）如果你觉得有帮助的话，可以在心中默念"呼——"或者"吸——"。不过让这默数的念头只占据注意力的很少一部分，更多地还是观照、感受呼吸本身柔和、放松地在你的身体中，去感受它、觉知它。

（8）如果你觉得困倦，请再坐直些，把眼睛睁开，做几次深呼吸，然后回到正常呼吸。

（9）继续观照呼吸，分心时重新开始，直到你预定练习的时间结束。做好准备后，睁开眼或抬起目光。

### 3. 身体正念 / 观躯体的训练方法

（1）在一个温暖和不被打扰的地方躺下来，可以在地板上的席子上，或你的床上。使你的身体放松，慢慢地闭上你的眼睛。

（2）花点时间来觉知你的呼吸和躯体的感觉。当你准备好以后，就开始注意觉知你的躯体感觉，尤其是你的身躯和床或地板接触部位的触觉或挤压的感觉。每次呼气，放松你自己，让自己一点点下沉到床或席子里。

（3）提醒你自己这个练习的意图。它的目的不是获得不同的感受，不是放松或者平静。这些感受可能发生也可能不发生。事实上，这个练习的意图在于，随着你依次注意躯体的各个部位，尽最大可能让自己觉知你所发觉的各种感觉。

（4）现在将你的注意力关注于下腹部的躯体感觉上，在你吸气和呼气时，觉知小腹部的感觉的变化模式。随着你的呼吸，花几分钟来体验这些感受。

（5）在觉知腹部之后，就将觉知聚焦于你的左腿。进入左脚后，依次关注左脚的每一个脚趾，逐步好奇地去体验你察觉到的每一种感觉，可能你就会发现脚趾之间的接触，麻麻的、暖暖的，或者没有什么特殊的感觉。

（6）当你准备好后，在吸气时感觉或想象有一股气进入肺部，然后进入腹部，进入左腿、左脚，然后从左脚的脚趾出来。然后呼气时，感觉或想象气体反方向移动：从左脚进来，进入左腿，通过腹部、胸腔，然后从鼻腔出去。尽可能地继续做几次这样的呼吸，呼吸向下到达脚趾，然后从脚趾回来。可能这样做很难掌握，但请记得你只是尽可能地做，放松地做，充满乐趣地做。

（7）现在，当你准备好以后，在呼气的时候，释放对脚趾的觉知，带领你的意识去感知你的左脚底部——温柔地、探索性地觉知脚底、脚背、脚跟（如，注意脚跟和席子或床接触部位的感觉）。伴随呼吸的感觉——类似前面所提到的情形中觉知到的呼吸，探索脚的感觉。

（8）现在，允许觉知扩展到脚的其他部位——脚踝、脚趾头以及骨头和关节。然后，进行一次稍微深度的呼吸，指引它往下进入整个左脚，随着呼气，完全放开左脚，让觉知的焦点转移到左腿——依次为小腿、皮肤、膝盖等。

（9）继续依次带领觉知和好奇心来探索躯体的其他部位——左腿上部、右脚趾、右脚、右腿、骨盆、后背、腹部、胸部、手指、手臂、肩膀、脖子、头部。在每个区域里，最好你能够带领具有同样细节水平的意识和好奇心探索当前的躯体感觉。当你离开每一个主要区域时，在吸气时把气吸入这个部位，然后在呼气时放开。

（10）当你觉知到紧张或躯体的某个部位有其他紧张感时，你能够对着它们"吸气"——逐步地吸气，觉知这种感觉，尽你最大可能，在呼气时，感觉让它们放开或放松。

（11）你的心理不可避免地从呼吸和躯体不断地游移到其他地方去。这是完全正常的。这就是心理的所为。当你注意到这种情况时，逐步地认识它，注意心理刚才的走向，然后，逐步地把你的注意转回到你打算注意的躯体部位。

（12）在你以这样的方式"扫描"全身后，花几分钟把躯体作为整体觉知一下，觉知呼吸在体内自由进出的感觉。然后，慢慢地睁开眼。

（13）如果你发现自己昏昏欲睡，可用枕头垫高头部、睁开眼睛或坐着练习而不是躺着，可能会好一点。

### 4. 声音正念和思维正念／观念头和观声音的训练方法

（1）练习呼吸正念和身体正念，正如前面所讲的那样，直到你感觉相当地稳定。

（2）然后把注意力转移到周围的声音上。声音有远有近，有些悦耳，有些刺耳，无论是什么声音，都只是响起又消失；无论是舒心的声音还是嘈杂的声音，你都要注意到，然后放下。

（3）没有必要去寻找声音或者听某一种特定的声音。而是尽你所能地开放你的意识，以使自己变得善于接纳从各个方向随时传来的被觉知到的声音——远处的、近处的、前面的、后面的、某一侧的、上面或者下面的。对你周围的所有空间保持开放。注意那些显而易见的声音和那些更微弱一些的声音，注意声音与声音之间的空间，注意保持沉默。

（4）尽你所能地将声音视为一种感觉。你无需采取任何措施，你可以毫不费力地听见这些声音，但你不必有所回应，也不必评价、操控或者制止这些声音。你甚至不必明白、说出什么声音，试试你能否听到一个声音，却不说是什么声音或不进行重复。

（5）当你发现自己在思考这些声音时，尽你所能地将其与直观的感觉特性（声调、音色、响度和持续时间）重新建立联系，而不是去理解它们的意思和暗示。

（6）只要发现你的意念没有集中在声音上，就要温和地承认它转移到了什么地方，然后重新收回注意力，使其重新关注声音的发生与消失。

（7）然后，在你将注意力集中到声音上并持续四五分钟后，停止对声音的关注，转入思维正念的训练。

（8）当你准备好以后，把注意力从你对声音的外部体验转移到你的内心思维上来。我们的思维也许是一些图像、语句，或者是一些回忆、想象或者计划，当你捕捉到它们之后，可以尝试去标示这些念头，比如："想法，想法""想象，想象""回忆，回忆"……就这样，当你有意识地去觉知与标示这些念头的时候，它们就会像尘雾一样消融在你的觉知的阳光中。

（9）观察你的思维涌起和消失，就像观察天空中的云彩一样。注意它们什么时候出现，观察它们在意识之中的逗留过程。最后，看你能不能发觉想法什么时候消失。不要强迫自己产生什么思维，也不要强迫所产生的思维消失。尽力在你自己和你的思维之间创造一个距离、一个空间，看看会有什么结果。如果某种思维突然消失，看看你是否能平和地处之。

（10）有些人发现用如下方法可以有助于他们将自己的意识集中在想法上：设想自己正在电影院看电影，将想法投射到银幕上，以这种方式关注想法在意识之中的存在情况——你坐着静静观察，等待一个想法或影像的出现。当它出现以后，你便给予关注，并且只要它在"银幕"上，就一直关注。当它消失时，你要不加干预，顺其自然。注意你是否被卷入戏剧场景，登上了电影银幕。注意到这种情形时，庆祝自己的这一发现，然后重新返回自己的座位，耐心等待下一批思维登台——下一幕一定会上演。

（11）观察思维的第三种方法就是，想象你正坐在一条河的岸边。当你坐在那里，树叶从河面漂过，不断地有树叶漂过。把你的每一种思维放在每一片经过你身边的叶子上。静静地坐着，观察树叶漂过。

（12）如果某个念头确实很强烈，可能它会一直在那里浮现，不容易消散，那就请你一直保持旁观者的觉察去标示它，而后这个念头就会逐渐减弱，直到它最终消失。

（13）你可以简单地以呼吸作为观照的中心，如果各种感受纷繁复杂，此起彼伏，那就将注意力尽可能地回到呼吸上，如果某些感受、念头或者情绪确实太过强烈，让你无法忽视，那就去觉察它，标示它，保持对它的觉知。但在觉知的同时，保持开放、接纳的心态，不要有任何分辨和评判，直到它最终消失，而后再次回到你的呼吸上来。

（14）就这样，带着精微的觉知去观照呼吸，或者去觉察、感知和标示当下出现的强烈的感受或念头。不必刻意去改变什么，只是温和而精微地去感知、觉察和标示。

（15）就这样，直到你预定练习的时间结束。

### 5. 情绪正念 / 观情绪的训练方法

（1）练习呼吸正念和身体正念，正如前面所讲的那样，直到你感觉相当地稳定。

（2）然后观察自己大脑中的感觉基调。你的大脑是平静祥和，还是焦躁无聊；你是感到幸福、悲伤还是不喜不悲？看你能否在呼吸时开放地对待情绪。

（3）当你跟随着自己的呼吸时，要留心显著的情绪。如果此时的感觉让你不能集中精力于呼吸，就将其作为禅修的对象，给它贴个标签，比如，"焦虑，焦虑""愤怒，愤怒""烦躁，烦躁""悲伤，悲伤"……而后尝试着去体察，看你在觉知它时，这些情绪会有什么变化，是持续一段时间，还是变得更加强烈，或者逐渐消失？保持对情绪的觉知和观察，不管它最终消失或是始终存在，最终都将你的注意力再牵引回来，去观照下一轮呼吸。

（4）你也可以试着定位那些情绪在身体的部位，这种情绪是从你身体的哪个部位涌起的？你伴随的身体感觉如何？你紧张得心脏狂跳吗？你肌肉发紧、肩膀耸起吗？在定位了情绪在身体的位置之后，例如你发现焦虑会让你的腹部有不适感，试着去看看身体其他部位有没有紧张感。例如，肩膀是否因为腹部的感觉而本能地耸起？如果有，就有意识地去放松。

（5）如果发现自己做了个多余的评判（如"我有这种感觉真是疯了"）、责骂，提醒自己出现任何感觉都是正常的，并重新回到当下直接的体验：我现在感觉如何？感觉的本质如何？我的身体有何感觉？

（6）记住，无论我们正在感受的情绪是积极的还是消极的，我们只需要集中注意力去感受。如果你的感觉被情绪淹没，就通过呼吸正念和身体正念的方式把注意力留在身体上，这会帮助你回到当下。当你感觉安全之后，重新去探索情绪。

（7）就这样，直到你预定练习的时间结束。

# 存在主义取向治疗强迫的案例

## 一、临床资料摘要

老李是离退办行政岗位的一位教师，再过两年就可以不用干了。但是他一直被一种可怕的念头困扰着——过去的不良习惯将会使生命缩短。引发这种想法和严重焦虑的刺激物主要是香烟。

如果他看到香烟，一条复杂的思维链条就会随之出现：香烟会使他想起自己年轻时抽烟的事实。虽然在 28 年前他的孩子出生时他就已经戒烟了，但他依然深信年轻时"所犯下的错误"注定会让自己的生命缩短。即使概率非常低，他也依然坚信自己是那些不幸的人当中的一个，他终将会患上肺癌并死去。

近几年来，老李可不单单是为曾经吸烟而担忧健康问题，在他记忆中的另外两件事情，他也不想再次提起：一件是有过一次重感冒后得了肺炎，折腾了好一段时间，他差点丢了性命；另一件是前几年老家造房子，他在"尘土飞扬"的环境中待过一周，当时有一个小工告诉过老李，小工因长时间在这样的环境中劳动患了尘肺。现在只要与"感冒"和"灰尘"相关的话题，他就感到浑身不自在，觉得自己会再次陷入危险。尽管这样的危险发生的概率非常小。

为了缓解焦虑，老李多数时间穿行在网络世界里，搜索关于每一条触发刺激物引发肺癌风险的可用信息。由于查到的现有患病概率都极其小，因此，他的焦虑会暂时性地得到缓解，但到了下一次，上面提到的任何一种刺激物就又会使他感到焦虑。

老李的父亲并不高寿，由于中风而未能颐养天年。他的母亲是一名普通的家庭妇女，但有吸烟的嗜好，在 59 岁时因肺癌去世。

## 二、治疗经过

文中的老李在母亲去世时发生严重焦虑和强迫症状，但他并没有看到母亲的去世与自己的强迫症状发作这两件事情之间的联系。治疗师提示其强迫症状的背后可能是潜在的死亡恐惧在作怪。但是，临床经验表明，仅在理性的思维层面与其直接探讨"死亡"问题不会有良好的治疗效果，因此，在患者能够应对根本性的存在危机之前，治疗师首先需要帮助老李发展出一些方法来管理他的临床焦虑。

治疗师把老李的治疗分为两个阶段。

### （一）临床症状的治疗

在老李身上，其症状循环的进展情况如下：看到 / 听到害怕的刺激物会使他产生一种强迫性想法，即自己的吸烟史等经历注定要缩短他的生命。这些强迫性想法会使他进行一种思维中和的仪式——赶紧上网并尽可能多地搜索信息。这种仪式可以暂时性地缓解他的焦虑，直到他再一次看到某个触发刺激物，开始另一个强迫循环。

针对这一恶性循环，治疗师采用的治疗方式是暴露加反应阻止（ERP）：让老李想象他正在和朋友们抽烟，故意让他暴露在各种触发刺激物的面前；指导他不要老泡在网上搜索关于患肺癌概率的信息。

当老李意识到，接受必将死亡这一事实是潜在于他的强迫症状之下的存在性危机时，他学会了每一次都通过承认这一点来阻断自己的焦虑感：焦虑是由他的某种典型刺激物引发的，这是因为他真的努力在接受自己必将死亡这一事实。这帮助他学会了如何去绕过那些强迫性思维，以及上网搜集信息的仪式。他很好地利用了这种策略来根除自己的强迫过程。

经过两个多月的系统治疗后，老李大多数时候可以不待在网上了，而且，在想象自己被暴露在触发物面前而感到焦虑时，他也可以运用正念呼吸的方式来缓解了。

### （二）存在危机的治疗

在这个阶段，治疗师主要试图引出并治愈老李潜在的自我创伤，并解决他的存在危机。

在治疗过程中，治疗师要求老李把所有的注意力都集中于他的强迫性思维——过去的不良习惯与不美好的体验缩短了他的生命，他注定会在不远的将来死去。

治疗师注意到，在老李身上，存在性危机涉及以下三个方面：

第一，他的根本恐惧是对自身死亡的恐惧，这种预期焦虑使他恐惧至极。

第二，对濒死的恐惧与他整个灾难性思维网络相关，这些灾难性思维将他在生命早期的经历联系在一起。

第三，他十分确信，因为他所接受的"无神论"教育使他难以相信来世的说法。因此，他一直必须面对这种无法忍受的想法，即生命的结束意味着他的存在也跟着永远终结。他父母亲的去世都是死的警告，使他深切地体会到自己将会死亡这一事实，这是一种绝望的感觉。他所表现出来的强迫症状可以看作是为了回避这种意识以及相关的痛苦感受而做出的努力。

从存在主义哲学和心理学的视角看，思考自己终将死亡这一事实，是个体在日常生活中获得意义并免于感到恐惧的一个前提。有时候，我们会尝试着与治疗对象谈论一个直击人心的话题——想象一下自己去世时的情景以及随后举行的葬礼情况（存在主义休克疗法）。这种暴露式的讨论，旨在帮助他面对那些曾经回避的问题，例如：

• 他将会死亡；

• 他不知道自己什么时候会死，也不知道导致自己死亡的原因是什么；

• 他无法知道自己过去的选择对于最终的死亡起了什么样的作用。

不过，这样的治疗过程往往非常缓慢，会有很长的情绪抵触阶段。

随着时间的推移，治疗师建议老李从"不再关注自己终将死亡这一事实"向"以前的不良习惯／糟糕经历是否有可能会影响他能活多长时间"聚焦。其实，他明白自己不得不承认这种可能性非常小，并会以可行的最佳方式来过完余生。

在治疗的最后阶段，治疗师主要关注老李接下来的生活，例如：

• 帮助他尝试喜欢当前的生活状态；

• 为退休后的生活做打算。

但是，要保持在当下，并去更为充分地体验自己的日常生活并非易事，需要不断地练习并学会重新生活。基于老李较强的领悟能力，半年后的他在各方面都取得了很好的进展。现在的他能接纳内心的焦虑，且焦虑出现的次数明显减少了。

## 三、讨论

临床经验告诉我们，不管采用何种方法治疗，强迫症治疗的关键一环都是如何处理焦虑、恐惧等负性情绪。逃避、压制还是直面负性情绪，决定着强迫症趋向治愈还是恶化。

根据传统观点，焦虑是人类生存活动中一种无法回避的现象，与之相反的概念是无畏。有时候，人们所恐惧的并非恐惧本身，只是有些人喜欢把焦虑当成恐惧罢了。

在存在主义心理学家眼中，焦虑和担心指的是"只要个体一意识到他在自我反省就会感到不安或不舒服"。特别是当个体面对可能会死亡的事实时，焦虑就会演变成一种体察自身弱点的过程。从这个角度说，我们也可以把焦虑看成是个体直面生活、发现自我的必要条件。

存在主义心理治疗理论认为，焦虑是一种生活状态，不能消除，只能面对。强迫症有时候非常严重，以致会掩盖这一事实，即它们的根源在于有着受损的自我观点的人与有关存在危机之间的相互斗争。

总之，要想治愈强迫症，就要想办法提高人们应对焦虑的能力。而要想提高人们应对焦虑的能力，首先必须提高他们的生活能力。所以，强迫症的治疗任务不是让来访者压抑、掩饰或拒绝焦虑，而是要让他们真正理解焦虑的含义，获取开创新生活的勇气，学会"置之死地而后生"的策略。

# 精神分析疗法治疗抑郁伴强迫的案例

## 一、一般资料

患者为男性，初次来访时 21 岁，上高三，现休学。主诉是他担心受到他人伤害，想不通世界这么美好为什么会有人要去杀人。患者从小性格内向、孤独；比较聪明，学习成绩很好，物理、化学曾在当地考试得过第一名，数学曾获国内二等奖；喜欢绘画、唱歌；与同学关系很差，朋友很少。初一开始玩电子游戏，逐渐沉迷于其中。高中也整天想着网络游戏，主要是暴力的，也有色情的。高二第一学期，他第一次做小组长，要管很多人，在交作业的问题上与同学发生冲突，因同学不配合而感到愤怒，就去逼同学交作业，但又害怕因此事惹得同学报复他。之后他整天冒出这类想法：担心别人在背后打他，担心同学会变得非常残忍，会像马加爵那样对待他，甚至对待他的父母；并且担心自己也变得残忍，去伤害同学。此时，患者也觉得自己有了大问题，想放弃这些念头，把精力投入到学习上，但就是做不到。再往后，他的想法有些变化，不断地问自己：马加爵这类人为什么要伤害人？但他怎么也搞不懂。他想请教同学，又不敢，怕人家嘲笑他变态。患者自己也觉得害怕，竟然会对这个问题如此好奇。那时，患者"感到非常恐惧，充满了罪恶感"。有一周的时间，他的思绪完全失去控制，日夜思虑，以致完全不能睡觉。"随后大脑不能思考了，大脑停止了，关闭了；然后又能睡觉了，不再那么恐惧，不再那么烦恼。"患者想"大脑肯定是毁掉了，但是最后又没有，却是得了什么症"。他曾在学校寻求心理辅导，接受过一次咨询。患者于 2008 年 9 月休学，10 月求诊精神科，被诊断为强迫症，服用赛乐特、阿普唑仑和维思通治疗。2009 年 3 月，患者接受心理治疗，其间一直持续用药物治疗。

患者父亲是工人，母亲是教师，妹妹小他 2 岁，读高二。父亲少言寡语，待人和善，在家缺少支配权。患者从小与父亲疏远，总是回避父亲，很少与父亲交谈，病后更是不说话了，甚至不能同处一室。母亲能干，在家处于主导地位，对儿子溺爱，为儿子投入所有精力，甚至放弃交友和升职。患者在 4~5 岁之前一直与父母同床睡，之后父亲到另一屋睡。此后就一直与母亲睡。患者对母亲也很体贴、关心。妹妹从小由爷爷奶奶带大，6 岁时回到父母身边。患者对妹妹排斥和疏远。小时候曾因妹妹与母亲吵嘴而感到非常气愤，还写了封信指责妹妹。此后三年，患者没有与妹妹说话。妹妹与父母关系融洽，喜欢撒娇，但患者认为妹妹这样毫无顾忌的做法，很不好。

## 二、治疗过程

患者由母亲陪同来见治疗师。他的个子较高，穿着干净、整洁；面白清瘦，眉毛重，眉头紧，低着头，面无表情，目光游离、被动，不敢与治疗师对视；说话声音很低、很缓慢。让人觉得疏远、隔离。

患者的病情比较重：有强迫思维、牵连观念和被害妄想；强烈的恐惧、无助、抑郁；情绪压抑、隔离，较少外露；自我界限有些问题，想象与现实有些混淆，不过对行为影响有限，不会全然见诸行动。初步诊断为强迫症伴抑郁症。治疗时间设置为每周一次，每次 50 分钟。整个治疗持续 1 年 3 个月，共面谈 45 次。

治疗的前十几次，患者说话比较慢，吞吞吐吐，常有停顿、重复，也比较凌乱，主题间跳跃性大，有时甚至前后矛盾，但却绵延不断，话语较多。谈话的内容有些涉及自大全能和魔幻般的想法和体验，其中有些具有施虐性，比如"能控制别人的欲望……好像知道别人想要什么……用眼睛能把别人看累了……远远地盯着人就觉得可以把别人的能量吸干……自己想东西时好像周围很多人也跟着想……自己像变色龙一样随着他人的情绪变化而变化"。有些内容涉及牵连和被害观念，如"感到有这种能力非常痛苦，因为别人也会有，如此便相互毁灭"。还有自罪的观念，如"自己是小人，是奸雄"；患者觉得自己很卑鄙，因为有各种恶劣行为——想杀父母、偷看女孩、吸取别人的精气、想唆使别人去杀人、盯着人让人受伤等。言谈中还夹杂着大量日常生活的琐事。而情绪却一直很平淡、单调和冷漠；姿势比较被动，常低着头，很少与治疗师对视，像在自言自语；偶尔会突然地笑一两声，特别是讲到自己的罪恶时。

在这段时期，治疗师常感到无助、无力，没有信心。因为治疗师发现患者存在精神病性的症状，担忧能否为其治疗，或患者是否适合做精神分析治疗。但治疗还是一天天延续了下去。首先，患者在混乱的言谈、隔离的情绪以及游离的眼神中传递着某种正面的、积极的东西，让治疗师有信心并感到放心。患者在每次晤谈中都言语很多，表明患者有倾诉的意愿。虽然患者的情感很压抑和隔离。其次，患者对治疗师非常信任和接纳。患者虽然对此情感也同样压抑和隔离，但他在一次指责精神科某个医生时，评价治疗师宽容、能帮助他，他对治疗师也有信心。患者的那些正性移情展示了他对建立关系的渴望及爱的能力。在他感到害怕、罪恶和自大全能的混乱的精神病状态后掩藏着巨大的积极的力量，并且足够强大而没有让他彻底崩溃、完全见诸行动，只停留在幻想的层面，表明其现实的检验能力还算基本完整。

患者对治疗师同时表现出两种矛盾的态度：一方面，患者渴望见到治疗师，每次晤谈都言语很多，好似不吐不快；另一方面，患者的肢体语言却传递出恐惧、回避和拒绝的情感。大约在第 12 次以后，患者的眼神接触多了，能单独来见治疗师。表明他的压抑在减弱，对治疗师的投射在减少。大约在第 18 次之后，患者变得比较自然了，甚至调侃治疗师："……我发现你的眼睛有点奇怪……眼睛很大，脸肥肥的，不知道你怎么看我？我奇怪的是，你有点丑陋，有点丑陋，真的，有点丑陋……我看到你的黑眼球，有点丑陋，有点灰色，和我的眼睛有点一样。我希望你看到我丑陋的地方，所以我自动地去看你的眼睛。我觉得这就是我，你看到我的眼睛，所以变得这样了。你感觉到了我的丑陋，我也会感觉到你的丑陋，哦，不是，不过你是一个好人。"这段话对治疗师的贬低是非常明显的，但也让治疗师担忧患者的自我界限：丑陋的到底是治疗师还是患者？还是患者把治疗师变丑陋了？患者最后一句话又对前面的贬低做了否定。患者那些让人感觉有自我界限问题的表述，可能是患者对指向治疗师的敌意和攻击的防御。之后，患者开始迟到，离开家后就去上网，常常玩过点，错过治疗的时间。那时，治疗师感觉到患者对治疗的热情降低了，甚至认为患者打着治疗的旗号去上网。这些明显是阻抗，是贬低和攻击治疗师的行动。

大约在第 25 次治疗前后，患者的情绪开始变得低落，兴趣减少，觉得大脑迟钝，思考问题困难，总是担心高二发病时过度的恐惧和大脑过度活动使大脑变坏。患者的罪恶感突出，对自己的指责越来越多，说自己"奸诈、自私自利、内心卑鄙、伪君子、杀人不眨眼、残忍、胆小"。患者回忆了大量过去的特别是高二发病时的痛苦经历。患者对自己迟钝的大脑非常担忧，重复抱怨记忆不好、脑子干干的，怀疑精神科医生诊断错了、用药错了。同时，谈话的条理越来越好，不再像以前那样杂乱；谈话中自大全能、魔幻般的内容和被害的内容明显减少；谈到自己的罪恶时也不会再有那种干笑声，有点愁眉苦脸、低沉并非常痛苦，但较少显露出来。患者开始全身心地信赖治疗师，充分展开其内心世界。

这种状态差不多持续了两三个月，到第 36 次治疗前后，情况有些变化。患者的谈话中自责少了，日常琐事多了。语言变得简短，同时觉得记忆力好些了，心情变好了，能思考问题了，慢慢开始能看些书，开始打篮球。治疗师为患者在日常生活中找回了一些感觉和乐趣而感到欢欣，觉得患者好了，或许治疗该结束了。在第 43 次晤谈中，与患者初步讨论了结束治疗的问题，患者也有这个意思，就商议还见面 2 次，每间隔一周见 1 次。第 45 次是最后一次治疗，患者已与家人沟通并联系好去外地打工 1 个月，然后回校复习，准备参加明年的高考。

## 三、讨论

患者发病时出现的强迫思维，反映了其内心的冲突：在同学不配合交作业的挫折面前，患者试图使用暴力攻击来克服挫折，但又对暴力攻击非常恐惧。为了避免对自己攻击的恐惧，就要对攻击进行防御。否则，自恋将受到伤害，就会出现抑郁。总之，患者陷入重重矛盾之中，对自己的敌意和攻击的释放和防御都是不成功的。但也没有完全失效，表现为神经症症状，在相当长的时间里保持基本正常的社会功能，还去寻求和坚持心理治疗。

在患者的发展历程中，早就存在类似的情况。比如，患者因妹妹与母亲吵架，就以写信指责并三年不与妹妹说话的方式表达敌意进行攻击。患者与父亲的关系多年来一直处于疏远和回避的状况，病后甚至不能同处一室。再联想到患者在4~5岁时家中分床的事件，对患者敌意攻击及其防御的方式会理解得更深刻。患者自小与母亲关系亲密，对母亲的独占在分床后、父亲搬出去睡时达到新的高度。这就意味着，患者杀父娶母的欲望魔幻般地实现了，也解释了患者对父亲的疏远和回避是与对父亲强烈和执着的仇恨及相应的罪恶感导致的冲突有关。可见，患者在病前就存在处理敌意攻击的问题，并可追溯到童年。这次发病不过是在同学关系的挫折下引发的过往缺陷的凸显。

患者在治疗中常使用分裂的防御方式来处理攻击敌意。基本上，患者对治疗师有很多正性移情，但对精神科医生却充满敌意。患者曾在治疗师面前反复说，精神科医生不友好、冷酷无情。这与患者早年形成并一直持续的对待父母的模式类似：对母亲充满了爱，对父亲则相反。这是一种对爱和恨的分裂，应该是本案例中的患者最核心的病理心理机制。分裂和投射的使用，能解释患者为何对父亲如此地憎恨和恐惧。通过投射性认同，患者内化形成一个非常强的压抑性客体，造成患者过分地压抑和愧疚。这样，就形成一个既充满敌意攻击，又对敌意攻击感到极度恐惧和内疚自责的个体。因此，在移情中对这方面的修通就是治疗的目的，核心是指向对压抑性客体的修通。在治疗开始后，患者有相当长一段时间表现为面无表情、眼神游离，不敢与治疗师对视。显然，这些都是患者对治疗师的恐惧的表现，自然也是患者的敌意攻击的投射。之后，投射渐渐减弱，对治疗师的敌意攻击变得直接，说治疗师丑陋。患者立刻又对治疗师加以赞美，这是患者对自己伤害了治疗师而感到不安和恐惧的防御，即合理化和理想化。这表示患者对攻击的恐惧在减弱，病情在缓解。

这种变化与治疗师对患者的认同、理解和容纳有关。治疗师在与患者的第一次会面时便认同了患者备受折磨的部分，油然生起怜悯和帮助之情，以及对患者的好感和喜欢。这种认同促进了治疗师接纳和关注患者的倾诉、与患者共情和支持，对发展工作联盟极为重要。治疗师尽管对患者精神病性的症状感到担忧、恐惧和无助，但依然表现出相当高的容纳度。如此良性的互动不断推进，患者表现出更多的正性移情，是将治疗师更多地当做母亲来对待。而这将促使患者的压抑和隔离的解除，敌意和攻击得以释放。患者的表情、言谈和举止逐步放松，联想增多，自大全能和魔幻般思维和体验更充分地表现出来，偶尔还会对治疗师进行调侃。即便如此，患者仍然是压抑、克制、内省和谨慎的，毫无得意忘形、肆无忌惮，没有躁狂发作。因而治疗师能体验并理解患者内在的激昂状态，在移情中对其相应的防御给出诠释。

随着治疗的进行，患者的自大全能、魔幻般的思想和体验明显减少，散乱的思维变得更有条理，自责自罪和恐惧增多，思维变得迟钝，记忆不好，感到痛苦和情绪低落。患者对治疗师的开放更为宽广和深入，依赖增多了。在前一个阶段，患者内心的情绪是比较混杂的，突出的表现是具有自大全能和魔幻特征的敌意与攻击，同时也存在被害的恐惧和自责自罪的愧疚。此时，自大全能的部分减弱了，恐惧和愧疚变得突出，所以痛苦消沉占主导，联想受到抑制，抑郁的特征比较典型。在发病的初期，患者也有过类似的变化，出现迟钝、疲乏、低落。在面临与同学的矛盾时，患者的敌意和攻击被激活。由于分裂的使用非常强烈，但又不被接受，从而只能压抑，再向外投射。重复思考和质问同学的残忍性，便是对被害的否认和合理化。而对自己也将变得残忍的担忧，则是自己对自大全能的防御。总之，患者病症的根源来自其人格结构中早年内化的严酷的父母客体。由于这个客体的拒绝，患者将永远面对内疚感，压抑欲望和体验抑郁。

渐渐地，患者的抑郁减轻、消失，记忆变好，脑力恢复了。患者恢复到病前的水平。患者谈论过去发病的内容变少，绵延不绝的言论减少。谈话变得越来越简单、贫乏，平时的生活倒是有了生机，兴趣多了，常去打球，与球友交往也很好。治疗师觉得患者好了，可以结束治疗了。最近治疗师打电话回访，得知患者结束治疗后一直不错，有了很大的进步，正在复习准备复学。患者在 6 月份未征求医生意见就自行停药了，因为觉得很疲劳，认为是药物的副作用导致的，之后也没再看精神科医生。药物治疗和心理治疗同时结束，让治疗师有些吃惊。这是偶然的巧合吗？患者拒绝了精神科医生，也对治疗师没有了兴趣，而治疗师浑然不知。看来那不是该结束的时间点。在最近的电话回访中，只有患者母亲的回应，而不见患者的身影。治疗师推测患者在回避，在回避对治疗师的恐惧或是对患者自己的攻击性的罪恶感。

最后谈谈医学诊断。应该考虑的是，患者病前存在分裂人格障碍。病前就有偏执、牵连、孤独、没有朋友、情绪限制和奇特体验的情况。与同学冲突后出现强迫思维，一年后见精神科医生时的主诉仍是强迫思维，所以当时被诊断为强迫症。患者后来出现许多精神病性的症状，所以精神分裂症的被诊断也是需要考虑的。本文没有给出这个诊断的主要理由是：患者在混乱的情绪过后，夸大妄想、关系和被害妄想、不寻常的知觉体验减弱和消失；主动求治，有自知力，与治疗师建立良好关系。即便如此，考虑到其病程，患者依然有发展为分裂症的可能。因为患者处理情绪和关系的方式存在问题，没有十分把握能确定：患者仅是在受到明显挫折后的强烈情绪状态下才会崩溃并在崩溃后能恢复病前水平；如果能较好地治疗患者长久以来就存在的情绪和人际关系处理方面的问题，患者也许能摆脱分裂症的命运。患者在治疗中出现典型的抑郁症状，符合抑郁症的诊断，而且其强迫思维、夸大、被害、自责自罪和抑郁之间有着密切关系。

注：孟宪璋，刘国华. 1 例抑郁症与强迫症共病患者的精神动力导向治疗 [J]. 中国临床心理学杂志，2011, 19（2）：268-271.

# 综合疗法治疗强迫症的案例（一）

## 一、临床特点和治疗经过

### 2012 年 7 月 5 日　第一次就诊

蒋同学，男，16 岁，学生，2012 年 7 月 5 日初诊，患有强迫症三年余。

三年前（2009 年），蒋同学在无明显诱因下开始出现反复思考、怕脏、清嗓子等症状，在多家医院就诊均被诊断为"强迫症"，但多方治疗后效果一直不好。2012 年 4 月，蒋同学于杭州某省级医院就诊，强迫量表评估结果显示：重度强迫。服用帕利哌酮 1 毫克（1/3 片）/ 天，帕罗西汀片从10 毫克（1/2 片）/ 天开始，逐渐加量至 60 毫克（3 片）/ 天，治疗 3 个月后，其症状改善 40% 左右。

蒋同学的家人反映：蒋同学平素身体健康，无重大躯体病史，无重大家族精神病史，性格随和，自幼比较听话和懂事，小学时成绩优秀，初中以来由于生病而成绩下降。

精神检查：患者交谈时神智清晰，定向完整，说话结巴，存在强迫思维及行为，未引出幻听及被害妄想等精神病性症状，自知力充分。

辅助检查：脑电图、头颅MRI、血常规、血生化、甲状腺功能等检查未见异常。

心理评估结果显示，90项症状自评量表（SCL-90）：强迫状态因子分为极重度，躯体化、人际关系敏感、焦虑三项因子分为重度，抑郁、敌对、恐怖、偏执、精神病性和其他因子分为中度；YALE-BROWN强迫量表：强迫思维计分为12，强迫行为计分为12。

处理如下：

1. 建议停用帕利哌酮片，继续服用帕罗西汀3片/天；

2. 提供森田疗法资料，并探讨相关内容，布置实践的作业；

3. 正念呼吸练习；

4. 布置观看电影《千与千寻》。

## 2012年7月13日 第二次就诊

蒋同学说自从上次听医生讲解森田疗法后，当时就觉得这方法可能对自己有帮助，回家后把医生提供给他的相关资料反复地阅读了几遍，对克服自己的强迫症充满了信心。下文是他的实践体验：

我们没必要在自己脑中与强迫念头搏斗，而是仅仅把这种"妄念"当成"杂草"就可。只要我们把注意力专注到有用的事情上，久而久之，这种妄念将会自行消退。这即是森田正马所说的"忍受痛苦，为所当为"的精神。反之，如果我们用打压的方法来管理，想尽一切办法让自己别想，就会越控制而念头越多。

森田正马说得很有道理。我以前一直试图通过转移注意力、压制念头，但一直没有成功。后来经常顺着强迫念头做事，但这有如吸毒，愈演愈烈。

最近我按照包医生提供的资料操作，有点收获。

在看完电影《千与千寻》后，他用千寻与无脸男的关系来比喻自己和强迫症的关系，下文是他的体会：

就好比我跟强迫症的关系，无脸男给千寻金子、好吃的，千寻都拒绝，她一心想着救白龙，这是无脸男无法给她的。她用正义感化无脸男，并与他成为好朋友，最后把他送回家。我希望自己也能与自己内心的"无脸男——强迫症"去和解，做朋友。

蒋同学认为正念呼吸能帮助自己在焦虑时放松，觉得药物对自己没有太大的帮助，希望能停药，单纯地进行心理治疗。蒋同学还向医生反映，森田疗法理念不错，但不好操作，希望医生能提供具体的操作步骤。

医生在了解蒋同学的治疗进展后，处理方法如下：

1. 建议他继续使用原来的药物治疗；

2. 在正念呼吸的基础上练习正念走路和正念进食；

3. 探讨并实践"强迫症四步骤自我治疗法"。

## 2012 年 8 月 10 日 第三次就诊

蒋同学已经自行停药数天，其症状比原来有所改善，坚持实践"强迫症四步骤自我治疗法"，每天坚持正念呼吸、正念走路和正念进食。

处理方法如下：

1. 既然原来的治疗药物效果欠佳，而经过这几次心理治疗，蒋同学虽然症状有所减轻，但症状仍比较明显，而且可能会因过快停药导致撤药反应，因此，医生认为目前还没有到停药的时机，经协商，蒋同学同意改用氯米帕明片治疗，从 25 毫克（1 片）/ 次，每天 2 次开始，逐渐加量，4 天后加至 50 毫克（2 片）/ 次，每天 3 次；

2. 深化"强迫症四步骤自我治疗法"；

3. 在上述正念练习的基础上进行身体扫描练习。

## 2012 年 8 月 24 日 第四次就诊

蒋同学自觉强迫症状改善得比较明显，但清嗓子行为仍然无法控制，上次家庭作业未好好地做。

处理方法如下：

1. 继续服用氯米帕明片 50 毫克 / 次，每天 3 次；加用硫必利片【第 1 周 0.1 克（1 片）/ 次，每天 2 次；第 2 周开始 0.1 克 / 次，每天 3 次】；

2. 继续深化"强迫症四步骤自我治疗法"；

3. 进行观念头训练。

## 2012 年 9 月 7 日 第五次就诊

蒋同学自觉病情恢复七八分。

继续深化"强迫症四步骤自我治疗法"和正念练习。

## 2012 年 10 月 5 日 第六次就诊

蒋同学自觉已经不受强迫控制了。

继续深化"强迫症四步骤自我治疗法"和正念练习。

## 2012 年 12 月 1 日 第七次就诊

蒋同学的病情稳定，说话比以前流利，就自行把服用的氯米帕明片改为 25 毫克 / 次，每天 3 次；硫必利片 0.1 克 / 次，每天 2 次；强迫症四步骤自我治疗法和正念练习仍在继续。

处理方法如下：

1. 药物治疗与前相仿，并反复叮嘱其不可私自调整药物用量。

2. 继续深化"强迫症四步骤自我治疗法"和正念练习。

## 2013 年 2 月 1 日 第八次就诊

蒋同学已经在高中读了一学期，病情稳定，学习成绩在班里前 10 名，医生嘱其按原方案继续巩固治疗。长期随访，蒋同学病情稳定。

以下是蒋同学在学习森田疗法和强迫症四步骤自我治疗法过程中的部分摘记。

| 强迫感觉 | 解决方式 | （治疗师）标注 |
|---|---|---|
| 洗完澡后有想把毛巾挂得非常非常整齐的强迫冲动。 | 挂好了就走，不过走得很急促，怕在那里又会去实行强迫行为。 | 很坚决，很好！走了也就走了，就是这样。 |
| 在散步的时候，突然觉得袜子穿得挺别扭的，只是理了理袜子，而在理袜子的时候，感觉到袜子非常别扭。通常我知道，如果自己觉得什么东西特别别扭，那么强烈的强迫冲动就会紧随其后。 | 我整理了一次又一次，整理完后告诉自己不要再理会这件事。我的感觉告诉我，袜子穿得挺别扭的是虚假的信息，是强迫意识。可是我控制不住自己，顺应了自己的感觉，一次又一次重复穿了三四遍。后来我注意到一个路人背上写的广告字，觉得挺有趣，竟不知不觉忘了袜子的事，焦虑也就不存在了。 | 当重新聚焦于另一件有意义的事时，原来虚假焦虑的情绪会自动消失，"不要做思维的奴隶"。 |
| 看完书后，放回装书的袋子里，突然间，觉得应该将装书的袋子放整齐了，但我知道这是我的强迫思想，追求完美。 | 为了不去执行把袋子摆放整齐的强迫冲动，便很害怕地匆匆走开。因为担心不马上离开会控制不住自己，所以马上离去。听喜爱的音乐去了，很快，我的强迫冲动就很少了。 | 以此为模板，坚持去实践。 |
| 去洗手间洗手，洗手之前我就知道一定又会有强迫冲动的。在洗的时候，自己就非常紧张，集中精神，憋着气，非常非常仔细地洗。每洗一次后我就告诉自己，这回洗干净了，不用再洗了，而且憋着气，弄得头很晕，但我还是控制不住去继续洗手。就算不去洗了，我内心还是觉得没有完全洗干净，而自己也是匆匆地走开，生怕又会去洗，并且我同时告诉自己洗得差不多了。 | 自己并没有觉得解决好了，而是顺着强迫冲动去做，最多也是在忍受了强迫并还在忍受焦虑的痛苦的同时，不自信地告诉自己洗好了。 | 尝试着去接受。 |

续表

| 强迫感觉 | 解决方式 | （治疗师）标注 |
|---|---|---|
| 要外出买东西，我知道每次我独自出门的时候，总是非常非常仔细，常常花至少5分钟时间去检查门是否关紧了，是否安全，这次也是这样。 | 我做好出门的准备后，就关门。我先是使劲地拉了门，听到很大的关门声，再仔细地往外拉几下，再往内推几下，再往外拉几下。有大约两分钟的时间，虽然比平常用时要短，因为我告诉自己这样关门已经较别人随手一关要安全多了，不要再花很多工夫检查，但我知道这依然还是比很多人多费了很多力。 | 偶尔反复是正常的，果敢地处理，症状迟早会消失的。 |
| 今天总是被清嗓子的强迫症状所困扰。 | 到了晚上洗澡的时候，总是感到有清嗓子的冲动，而今天总是在强迫症状与反抗强迫的痛苦中挣扎。而我也不断使用"四步法"，可我最终还是一次次地失败了，我没有坚持住。到了晚上，我还是有清嗓子的强迫冲动，我很生气，硬是不管这冲动，我就想焦虑你让我痛苦，那就来吧，我就是不听从你的。在我洗了20分钟的冷水澡且休息了一会儿后，才想起来之前的强迫冲动，而这时已经没有了。 | 挺好的，与"痛苦"同在。 |
| 坐着无聊想清嗓子，过一会儿又是这样，根据以往情况我知道这又是强迫的症状。 | 于是我就告诉自己，不要对它做出反应，这是虚假的信息，我嗓子其实并没有难受，这是强迫不要反应，就是再难过也不反应。大概过了30分钟，强迫症所带来的不安大有缓解。 | 反复实践四步法是有效的。1.重新聚焦最重要；2.坚持15分钟原则。 |
| 我又想清嗓子，在强迫症状当中，清嗓子是比较重要的、厉害的。当它又出现时，我告诉自己，瞧它又来了，但我不怕你，管你待多久，这样频繁地来，我都不会理睬你的。 | 自然，我取得了这次的胜利，但这个强迫行为不同于其他的强迫行为，它会反复、盘旋好久，庆幸的是，我还是胜利了。 | 坚持如此。 |

续表

| 强迫感觉 | 解决方式 | （治疗师）标注 |
|---|---|---|
| 今天我又在莫名担心强迫症状会出现，因为这几日都很少出现强迫症状。因此，我就想着强迫症状什么时候会来呢？对于它，我有些恐惧（虽然并不强烈），想要不去想它，但控制不住。终于，强迫症状来了，但我说：好，我正等着你来呢，你来我就是不理你，让你自己无聊。 | 没过多久，强迫冲动便大大减轻了。 | 很好！重新聚焦，15分钟原则时时应用。 |
| 今天坐着做了约40分钟的观念冥想训练，就在这个时候，我又有了想清嗓子的冲动。 | 但我想，你又来了，看看这次谁会胜利。而这次就这样坐着没事可做，加之这次冲动比较强烈，我应付它就很困难。但我告诉自己说，从前我经常被你打败，现在你就别猖狂了，我不会服输的。最后慢慢地，我竟然没有感觉到症状是什么时候消失的。这次我又取得了一次虽然困难但最终还是胜利了的战役。 | 很好！需要加强15分钟原则，聚焦到另外一件事上去。 |

## 二、讨论

本案例中的患者由于强迫症状比较顽固，所以坚持采用药物治疗与心理治疗相结合的方法。

在药物治疗方面，其他医生之所以运用抗精神病药帕利哌酮，可能考虑到抗强迫药物治疗效果一直欠佳，故把抗精神病药物用作抗强迫药物的增强剂。但是，需要注意的是，抗精神病药物在强迫症的治疗中不可长期应用，因为，长期应用抗精神病药物可能会增加强迫症的症状。本案在治疗过程中之所以运用硫必利片，是考虑到患者的清嗓子行为是一种抽动的表现。事实证明，强迫障碍与抽动障碍有很高的共病率。从治疗结果看，本案例把氯米帕明片和硫必利片联合运用的方法是一种合理的选择。

在心理治疗方面，森田疗法、正念疗法和强迫症四步骤自我治疗法在理论上具有相通之处，在实践上又具有互补性，因而根据患者的具体情况整合在一起使用。

总之，强迫症是一种复杂的障碍，治疗时既要坚守治疗原则，在具体操作时又要本着"法无定法"的精神，灵活地运用各种治疗技术。

注：有关正念疗法和强迫症四步骤自我治疗法的操作请参考前文。

# 综合疗法治疗强迫症的案例（二）

## 一、临床特点和治疗经过

罗同学，女，22 岁，汉族，医学生。

2015 年 10 月 13 日，罗同学因"反复担心、害怕 1 年，加重伴随睡眠差 2 月余"而到新疆阿拉尔医院心身科门诊就诊。

罗同学的家属（罗爸爸）反映：

22 年前，女儿出生在重庆的一个小山村。自幼没有母亲（母亲在孩子 1 岁左右离家出走，并已经重新组建家庭），主要和奶奶生活在一起。为了生计，父亲常年在外打工，心想孩子只要不缺吃、穿就行了，而忽略了她的心理感受，还时常对她发脾气及施加一些压力。对此，父亲一直深感抱歉。

在罗同学会走路之前，她在无论是辨识亲人还是对事物的兴趣上，都表现得非常聪明灵光。1994 年，罗同学从重庆到新疆来生活。她在列车上学步，到阿拉尔便能稳健行走，很少摔跤。学前阶段，罗同学在爷爷奶奶的精心呵护下健康成长。罗同学的小学学校离家 1 公里，每天来回 4 次，从不迟到、早退，成绩一直在班里前十名，整天穿着朴素整洁的衣服。她上小学期间常与人交流，很听话，也爱做家务。读初中时，她要到离家 6

公里左右的地方去上学，每天骑自行车。她中午在校吃饭，与同学交流学习方面的知识，同学、老师对她的印象都相当好。在上初三时，她开始变得闷闷不乐，即使理发、照相等，她也没有多少时间是快乐的，比较爱哭。爸爸假期带她到自己上班的公司去玩时，她也是如此，胆小、怕上摩天轮等。高中时住校，她因为中考成绩不理想，性格变得有点孤僻，与同学交流不畅，成绩一直在中等左右，给老师的印象也不突出。

2012年，罗同学的高考成绩不好，上了高职专科。因大学生来自五湖四海，各地人文情况不一，因此，她与同学关系处理不好，有事未能与同学心平气和地交流，导致与同宿舍同学之间有不愉快感，并且时常憋在心里。

一年前，罗同学在医院实习时因感到工作风险大，渐渐地出现控制不住地担心、害怕的情况。具体表现为：给患者打针时害怕针头会扎到自己，发药时担心自己把药分错，且伴随爱哭、易反驳领导等异常表现。带教老师打电话告知家属，该同学工作时心不在焉、频频出错，与其家人商议后决定让罗同学休学回家调养。罗同学曾回老家重庆某医院就诊，被诊断为"精神分裂症"，予以奥氮平对症治疗，因家属存有疑问，未予服药。后患者自服中药治疗半年，病情时好时坏。后因考虑中西医结合效果更佳，患者遂于2015年3月开始服用奥氮平（2.5毫克，每晚口服），服用5个月后，上述症状略有改善。

2015年8月，患者无故出现上述症状且加重。她听说被狗咬过会得狂犬病，想到自己曾经被狗咬过就担心也会得病，导致其见到狗就害怕；看到暖水瓶会担心水瓶爆炸，于是自行将水瓶打碎，并反复扫地几十次以确保碎片清理干净；解小便时，不慎将小便溅到裤子上，因曾听说穿湿衣服会得风湿，于是开始整日担心自己也会患上风湿病，并且出现惧怕饮水、解小便等想法；几天未解大便，就会害怕自己体内毒素因无法排出而对身体造成损害。问及患者本人，自诉明知道这个想法不对，却不能控制。患者整日胡思乱想、惶恐不安，注意力不能集中，白天疲乏，夜间入睡困难、睡眠浅、多梦。

两个月内，罗同学先后就诊过 4 位医生，每晨口服草酸艾司西酞普兰 10 毫克、每天两次口服文拉法辛缓释胶囊 25 毫克、每晚口服艾司唑仑 1 毫克、每晨口服帕罗西汀 20 毫克等对症治疗，但上述症状改善欠佳。

病程中，患者无情绪高涨与情绪低落交替出现，无冲动、伤人，偶有毁物行为。

门诊以"强迫症"收治入院。

精神检查：意识清，仪态整，年貌相符，注意力欠集中，对时间、地点、人物定向尚可，接触尚可，无错觉，无幻觉，无感知综合障碍，有强迫思维、强迫怀疑及回避行为，无妄想，记忆力欠佳，计算力尚可，常识尚可，判断力尚可，有自知力，情绪焦虑，面部表情略紧张，自我感觉欠佳，情感与环境基本协调，意志减退，无冲动行为，偶有消极想法，无消极行为。

处理方法如下：

1. 心理评估：

（1）汉密顿焦虑量表（HAMA）：总分 10（可能有焦虑症状：躯体化焦虑 1，精神性焦虑 9）；

（2）汉密顿抑郁量表（HAMD）：总分 17（可能有抑郁症状：焦虑 / 躯体化 4，体重 0，认识障碍 3，日夜变化 0，阻滞 4，睡眠障碍 4，绝望感 2，全身症状 0）；

（3）90 项症状自评量表（SCL-90）：总分为 130，总均分为 1.44（强迫状态、抑郁、焦虑、其他项目因子分为轻，其余为无）；

（4）YALE-BROWN 强迫量表：总分为 21，强迫思维计分为 12，强迫行为计分为 9；

（5）明尼苏达人格测试量表（MMPI）：说谎分为 59.72，抑郁因子分为 67.68，诈分为 62。

2. 完善血常规、血型、尿常规、便常规、肝肾功能、电解质、心肌酶、乙肝两对半、甲状腺功能、心脑电图、腹部 B 超、头颅 CT 等检查，均显示未见异常。

3. 药物处理：同患者及其家属沟通后，予以帕罗西汀、阿立哌唑口腔崩解片来改善强迫症状，阿普唑仑辅助睡眠以及其他对症处理。

4. 介绍并实践"强迫症四步骤自我治疗法"。

2015 年 10 月 14 日，患者及其家属诉：夜间睡眠尚可，醒过一次，后间断入眠，晨起自觉精神尚可，服药后无明显不适，但因既往听说有人曾掉进厕所，如厕时会担心马桶质量差，自己也会掉下去，其余无特殊。精神一般，饮食欠佳，大小便正常。自述由于记忆力太差，无法实践"强迫症四步骤自我治疗法"。

医生查房时发现罗同学讲话结巴，表情焦虑，注意力显得很不集中，交谈比较费劲，她很难描述自己的情绪体验，言语内容空洞；医生向其讲解了数次森田疗法和"强迫症四步骤自我治疗法"，但其似乎一直不得要领，更谈不上实践。

在继续原药物治疗的同时，尝试"内观"疗法，方法如下：

围绕以下三个主题：（1）你得到了什么？（2）你回报了什么？（3）你引起了什么麻烦和问题？检查你和与你有重要关系的人相处的情况。

首先，检查你与奶奶或者父亲的相处情况，围绕这三个主题，从小开始，依着年龄的增长，一点点地去体验。然后，把这个方法向外扩展，对你和与你有重要关系的人相处的情况也进行"内观"。

每天上午和下午各进行 2 小时的"内观"，其间穿插着正念呼吸和观躯体练习。

在进行一周的"内观"治疗之后，罗同学的焦虑症状、强迫症状均有所改善。下面是其第一周时部分"内观"日记：

**作业一**

**我给奶奶做过的事：**奶奶眼神不好，缝衣服时，我给奶奶穿针线。小时候，离家 500 米左右有一片桑树林，爬树有时候会把手臂刮伤。上午摘的桑子带回来给奶奶吃，下午去小河边捉鱼给奶奶吃。因为奶奶很爱吃鱼，在家找一个网，叫上表哥。我们来到离家 150 米左右的小河旁，把鞋子、袜子脱掉，就下水了，手里带着网，边走边网，好不容易网上几条鱼，高兴得蹦起来。我们就在水中走了一个上午，裤子打湿了也不管。星期六、日，奶奶都会把脏衣服脱下来洗，我看奶奶手不方便，就拿来洗。我先把衣服在盆里泡一会儿，放上洗衣粉。等了 15 分钟后，再用刷子，从衣领到下摆全部刷干净后，再把衣服放进干净的水里。我看见奶奶做饭很辛苦，于是，给奶奶做顿饭，先把米淘干净后放到电饭锅里，再添水，把电源插好。去年冬天，我在家收拾好行李，和二姑走了 2 公里去赶公交车。坐完公交车后，又坐大巴，然后就到了浑巴什，那里全部都是棉花，一望无际，全是白色，好高兴。在那里住了一个晚上，第二天早饭后就和二姑到地里捡棉花去了。几天后，回家给奶奶买了 10 公斤香肠。放假了，和奶奶一块在地里捡棉花、摘苹果、捡树枝、拔草，给奶奶的小菜园浇水，给奶奶洗头、梳头。在奶奶生日那天晚上，我做饭，做了红烧茄子、空心菜给奶奶吃。

**我给爸爸做过的事：**给爸爸洗过衣服、鞋子，买过菜。还给爸爸买过护膝，因为爸爸有风湿，冬天腿部容易着凉。我也走 2 公里到市场去买菜，给爸爸做西红柿面条。下雨了，会给爸爸送雨伞。爸爸过生日的时候，给爸爸做饭。

**我给妹妹（父亲与后妈所生）做过的事：**带她出去买衣服，买汉堡，过年的时候给妹妹压岁钱。

作业二

**我给奶奶带来的麻烦：**给奶奶带来身体负担，操劳，教我做人的道理。

**我给爸爸带来的麻烦：**经济上的负担、操劳。中考没考上重点高中，比别人多交钱。

## 作业三

### 和奶奶的感情故事：

2015 年，我奶奶 76 岁，背微微驼，每天早上，她都会起床做好饭。吃完饭后，我洗碗。然后跟奶奶到地里拔草。中午回家吃饭后休息，看看电视，睡个午觉。下午又出去干农活。等地里的活闲一点，我就和奶奶出去逛街，买点自己需要的东西，比如衣服。

2013 年，我在阿克苏职业学院学护理，和奶奶相处的时间少了。星期六下午回家，回到家吃了晚饭拿了钱就去上学。我走的时候很舍不得奶奶，但是我会抱抱她再走。放假了，我回家又到地里和奶奶一起干活。奶奶跟我讲：在学校不要吃辣的东西，尽量吃清淡的东西。有时候我在学校感冒了，奶奶都会很着急，叫我吃药。因地里放水需要人，奶奶却从来不会在晚上放，怕我跟着一起去不安全。

2008 年，我在九中读书，九中离家很远，要过很多条马路，奶奶担心地对我说："过马路时要慢一点。"冬天我骑自行车去上学，奶奶都会给我拿双手套，怕我冻手。上学时，奶奶做好饭，我吃过之后就去写作业，奶奶就去洗碗。洗完之后，奶奶就坐在那里看电视。我把作业写完，洗脸、刷牙之后就去睡觉。

2004 年，我上小学，我每天的主要任务就是学习，保重身体。有一天，下雨，我因没有带雨伞被雨淋湿，奶奶看到后非常生气，给我喝生姜水，她是担心我感冒。奶奶不允许我下水捉鱼，我背着奶奶去，然后她见我的裤子全湿了，就骂我："这样会感冒的。"

小的时候，家里种棉花，奶奶每天都要下地干活，就叫我在家里写作业，不让我干农活。我写完作业后，看见奶奶非常辛苦，我也去地里干活，奶奶说："好好学习，以后就不会这样累了。"冬天我在地里捡棉花，天气太冷了，我的手都冻红了，然后奶奶心疼得给我擦羊油，还说："回家写作业，我自己来捡棉花。"有一次，我得了麻疹，奶奶背着我去看医生。在路上，奶奶很累，可是她坚持把我送到门诊。等我打完吊针，她又把我背回去。一个星期，她都在照顾我，做饭、洗衣服。想吃水果的时候，奶奶到处买水果。每年过节的时候给我买吃的、穿的。

奶奶特别喜欢在地里种菜，有一个小菜园，每天早上我跟着奶奶跑完步、吃过早饭后就到菜园拔草，奶奶会精心浇水、拔草、施肥。心里很坦然，很舒适。

**和爸爸的情感故事：**

上小学时，爸爸经常到学校看我，给我买衣服、裤子，我的心里甜如蜜。我感冒了，他带我去打针。买菜时，他也带着我，让我挑自己想吃的菜，爸爸对我真好！不仅给我买书包、文具、雨伞，还给我抓了一只刺猬，带桑子回家给我吃。

上初中时，爸爸陪我的时间很少。是爸爸不喜欢我了吗？见到我就只问钱够不够。

上高中时，我都看不到爸爸的人，他太忙了，一个星期后见到爸爸了，就笑了，心里很高兴。

上大学时，爸爸把我送进大学，因为不能经常见到他，我会有点生气，不想上学。

2013 年，爸爸带我回重庆，一是为了给我治病，二是为了找妈妈。那是我第二次坐火车。深深地感到经济发展得特别快。妈妈没找到，可能是妈妈太忙了。

2015 年 10 月 7 日，我生病了，爸爸带我到阿拉尔看病，陪我吃饭，心里美滋滋的，开心地笑了。今天吃羊肉串，有点咸、有点辣，还是少吃比较好。

**和妈妈的情感故事：**

听爸爸说，妈妈是一个中等身材的女人，没多少文化，但能吃苦，算是一个不错的女人。最近这段时间经常打电话鼓励我、安慰我，叫我把身体恢复好，妈妈还是挺关心我的，只是条件不允许。第一次接到妈妈的电话很惊讶，慢慢地高兴得蹦起来了。又多吃了一碗饭，觉得饭很香。

参照上述方法，罗同学经过反复的"内观"练习，在治疗1个月后，她的强迫症状已经得到了明显改善，并已经停用阿立哌唑和阿普唑仑，而帕罗西汀改为50毫克（2.5片）/天。

出院之后，她的药物治疗继续予以帕罗西汀口服，并开始整合运用森田疗法、正念疗法继续门诊治疗。治疗2个月左右，罗同学的强迫症状基本缓解。然后，采用格式塔疗法中的"空椅子技术"实现与其内在的自己"和解"之后，罗同学不仅摆脱了强迫的折磨，而且生活的方方面面都得到了改善。

## 二、讨论

本案例中的罗同学由于强迫症状太重，曾一度被诊断为"精神分裂症"，所以外院医生予以长期的奥氮平抗精神病治疗。在本院，刚开始治疗时由于其症状比较明显，而且常规的心理疗法难以实施，所以我们联合运用了3种治疗药物。

在心理治疗方面，由于患者存在明显的述情障碍，所以我们尝试了"内观"疗法。所谓"内观"，即通过深刻反省自身，以及自我观察来培养其"爱的能力"。与正念疗法类似，这种方法的理念也来源于东方的佛教系统，由日本人吉本伊信于1937年所创立，后来经过不断发展，现在已经被广泛运用于各种心身障碍的疗愈。作者的体会是这种"内观"疗法与森田疗法、正念疗法具有互补性，可以整合在一起运用。由于罗同学自幼即与母亲分离，其内在还有一个恐惧不安的"孩子"有待成长，所以又运用了格式塔疗法中的技术。

与上个案例的结论相似，强迫症需要整合治疗。

注：此为作者于2015年援疆期间治疗的一例患者。

# 综合疗法治疗失眠伴强迫的案例

　　林女士，52 岁。她有两个女儿，均已成年。大女儿已育有一女，小女儿已订婚。她的丈夫是个老实人，自己有一份收入可观、稳定的工作。平时乐于助人，"金点子"随时就有。看似幸福的人儿，事实却……故事从该来访者在丈夫的陪伴下第一次到台州医院心理卫生科就诊开始（下文中【 】里的内容为医生阅读来访者日记后的反馈）。

## 一、治疗经过

### 2017 年 5 月 10 日 第一次就诊

　　林女士，52 岁。

　　**自述困扰：**

　　15 年来间断失眠，且总是想东想西，停不下来，近两个月症状明显加重。容易忘事，有检查门窗是否安全的习惯，"头脑闲不住"，易怒，只要听到别人说一句不爱听的话就会骂人。

　　**作息习惯：**

　　晚上 7 点左右上床看电视，8 点半开始睡觉，入睡困难，易醒，第二天早上才有睡意。早上 5 点半到 6 点起床，白天从事招聘方面的工作，中午休息要躺 1 小时左右。

　　**想得太多：**

　　爱胡思乱想，别人讲话，会反复想着话的内容。明知没必要，但控制不了。听了一首歌，脑子里面就不断闪现这首歌，有时候是旋律。有坐立不安感，不断忙碌，闲不住。如果没事，就去找事做，让自己忙碌起来。

　　**个人情况：**

　　高中文化，平时性格开朗。育有两个女儿，均已成年。目前与丈夫关系尚可。有高血压病史，在服药控制血压。血糖偏高。否认有明显的担忧，否认情绪低落，有时懒得沟通。

一年前行甲状腺癌手术，目前仍服用甲状腺素 2 片 / 天。有胆结石史，4 年前做了手术。15 年前因子宫肌瘤行子宫切除术。有心脏早搏史。

**就诊经历：**

曾就诊于当地医院精神科，服用过帕罗西汀、米安色林、佐匹克隆等药治疗，效果欠佳。2017 年 4 月 18 日在当地医院查血常规、甲状腺功能，各项指标均在正常范围内；血糖 7.26mmol/L；头颅 MRI 无异常。4 月 23 日在省某医院就诊，被诊断为"睡眠障碍，强迫状态"。予服思瑞康 1 片 / 晚、思诺思 1 片 / 晚、舍曲林 1 片 / 天、舒肝解郁胶囊 2 片，每天两次。开始时有效，现在无效。

**精神状态：**

前来就诊时神志清晰，仪表整洁，定向完整，神情略显焦虑。存在强迫思维，未引出幻觉、妄想，自知力存在。

**本次诊疗：**

1. 建议补充心电图检查；

2. 心理评估：

（1）90 项症状自评量表：总分为 167，总均分为 1.86，阳性症状数 30 项。量表各因子分：强迫症状为中度，躯体化、抑郁、敌对为轻度。其他（睡眠、饮食等）为中度。

（2）心理健康测查表：说谎分为（L）64，抑郁因子分为 69。

（3）YALE-BROWN 强迫量表：强迫思维因子为 13 分，强迫动作因子为 12 分，为中度强迫症状。

（4）匹兹堡睡眠质量指数（近 1 个月）：主观睡眠质量非常差，睡眠效率小于 65%，有中度睡眠障碍现象。

**诊断考虑：**强迫障碍；睡眠障碍。

首次就诊，与患者探讨治疗方案。结合患者的时间安排复诊情况，约定 2~3 周复诊 1 次。

第一次治疗方案：

1. 正念训练一：观呼吸练习。

2. 认知行为治疗，睡眠卫生宣教。

3. 阅读《与自己和解：用禅的智慧治疗神经症》，学习"正念走路"和"正念之钟——日常生活修习"的内容，复诊时探讨其学习心得。

4. 家庭作业：

（1）正念禅疗自行练习；

（2）看电影《生之欲》；

（3）从本次治疗开始坚持记录：日记 + 成长史 + 梦。

5. 药物治疗：继续口服舍曲林 100 毫克 / 天、思瑞康减半至 0.1 克 / 天，停用思诺思与舒肝解郁胶囊。半个月后复诊。

## 2017 年 5 月 24 日 第二次就诊

睡眠习惯没有改变。仍反复表达"睡眠差，脑子乱"。对于书中的练习方式，觉得自己根本看不懂，虽然有着不错的文字功底，"可是边看边练的时候脑子里像一团糨糊似的"。一到晚上就糟透了，自己又把思诺思给吃上了，还加了佐匹克隆片。

**日记摘要：失眠**

今天是全家一起聚餐的日子，一大早起床骑摩托车去医院，谁知到半路摩托车不干了，只得去坐公交车。也许是时来运转吧，幸运地预约到了包医生今天的号，预示着今天会比较顺利，能早点结束回家给孩子们做美食，也使我有战胜失眠的勇气。【干吗要战胜呢？需要与症状和平共处。】

回忆几年来的就诊经历，只不过是"吃不完的镇静剂"。这样久而久之，我真的有"生不如死"的感觉，死亡对我来说或许是个解脱。我也曾为此给自己买了份 50 万元保额的保险，当我离开这个世界时准备着能给家人最后的保障。从今天起，我要找回真实的自己，连死都不怕了，还在乎啥？【是啊，既然连死的打算都做好了，还怕失眠？】努力，努力控制自我。【越控制可能会越麻烦。】

治疗方案：

1. 认知治疗，再次进行睡眠卫生教育。

2. 正念训练二：观躯体。

3. 停用思诺思、佐匹克隆片，改用氯硝西泮片 2 毫克 / 晚。舍曲林片加用至 125 毫升 / 天。

## 2017 年 6 月 12 日 第三次就诊

睡眠症状有所改善，但上床时间仍没有变。平时兼职很多工作，没有多少时间可以练习正念。只要一空闲下来，"某首歌的旋律就来了，又要开始胡思乱想了"。

**日记摘要：声音与念头**

最难以摆脱的烦恼就是音乐，有歌词的，没有歌词的，一天到晚没完没了。我曾用过许多方法控制萦绕在脑海中的某首歌，但效果甚微。这次包医生建议我与念头共舞，却收到意想不到的效果。

某首歌没完没了地出现在脑海时，我不去控制，就让它自己发展，花时间让这首歌在脑海中绕个够，看看它能持续多久，可它偏偏与我作对，我让它绕，它却不绕了，很快它就消失在觉知的阳光中。

不一会儿，一个其他的念头出现了，不知不觉地，既没有目的也没完没了地出现。我用同样的方法去关注它，它马上就消失了，一会儿又出现了……

【与念头共舞，这就是"矛盾意向法"，这就是"正念"的力量。】

治疗方案：

1. 探讨工作，再次进行睡眠卫生教育。

2.正念练习三：观念头练习。

3.观影二:《刺猬的优雅》。

4.药物治疗：服用舍曲林片 150 毫升 / 天、氯硝西泮片 1 毫升 / 晚。

## 2017 年 7 月 7 日 第四次就诊

有几个晚上睡眠还算可以，还是脑子里面"想得多"。有时会想到通过内观将注意力拉回，但"老是不成功"，在正念练习过程中，思绪时不时地就飘远了。

**日记摘要：回忆**

我出生在一个贫穷的小山村，上有 3 个姐姐，到我出生时，家里已有 4 个女儿。据说，当时村里人背地里议论我爸，生的全是女儿，会断了"香火"。于是我爸就托人想把我卖给一对无子女的夫妻，当时对方付了一些定金给我爸。我妈舍不得，便去算命先生那里给我算命。那个算命的人说，如果把我送人的话，我家真的会"绝后代"。我会招弟，起码会招 3 个小弟。我爸听后，也舍不得卖我了。于是父母通过砍柴、卖柴凑足已经用掉的定金，把我留在了家里。

一年后，我的大弟出生了，我爸开心极了，他终于有"后"了。几年后，我的二弟和三弟相继出生，在我看来，"招弟"就是一个巧合吧。

大姐读了三年书，因为不可抗因素辍学了；二姐刚进校门就不想读书，说还是在家带小妹、小弟好；三姐读完小学就不想读了，几年后，她很后悔没有上学；我爸找关系，让她上了农业高中。我喜欢读书，可家里的条件就是要读书可以，但是要上午上学，下午就去放羊。

家里养了很多羊，从小学到初中，我中午放学要先去割猪草再回家吃饭。那时候，我偶尔会背着书包，在放羊时看一下书或者做作业。如果羊看不住，跑下山来吃了庄稼或者羊被狼吃掉了，晚上就别想回家。那时候，山上的狼有很多，羊经常被狼吃了，我带着木棍上山放羊，不知道和

狼打了多少次。如果晚饭时羊没有到齐，我就得孤身一人夜里八九点钟还在山上找羊。【难怪现在也"胆大不怕事"。】

在父母的眼里，我没有羊值钱，那时候我对羊产生了浓厚的感情，经常对羊诉说我心里的不满。我的小弟们的命运和我们姐妹不一样，他们只要好好读书，其他都不用做。我晚上回家还要在煤油灯下给小弟们辅导作业。在那样的环境下，我觉得学习很轻松，每次考试都能名列前茅，中考时我还考到了县重点高中。

我到了高中以为自己的学习方法还可以沿用，爱怎么玩就怎么玩，结果到期中考试时考得一塌糊涂，那时，我觉得老师和同学们都以异样的眼光看着我。后来我决定重新将成绩提上去，便努力学习，一年后，成绩回到了年级段前五十名。从那时起，我的睡眠就出问题了，经常失眠，半醒半睡全是梦。【神经症症状就是这么来的。】

那个年代，高校录取率极低，高考时，我们班同学全部落榜了。高考成绩出来后不久，我爸收到了高中学校寄来的信，意思是综合我们班同学的成绩，建议全班同学都回去复读。我高兴极了，想着用一年时间我肯定能行。可是我爸妈说了，现在有三个小弟还在上学，假如我回去复读的话，家里会负担不起，我已经高中毕业了，就算了，万一还是考不上，这钱就打水漂了。要真想读书也可以，爸妈去贷款或借钱，如果考不上就要我连本带息一人归还。听到这些话，我退却了，后来也就不敢提复读的事了。一年后，我们班里回去复读的同学有一大半考上了大学（现在他们好几个都过得很不错）。我伤心极了，想到了死，有时候就把羊群赶到坟堆，我坐在旁边想着自己的归宿；有时候光把羊赶回家了，然后晚上一个人回去坐在坟旁。【现在经常"梦回高考"和脑子里"死"的念头或许就是这么来的。】

我的童年时代，至今还留有美好的回忆。我的每只羊都有它的名字，有时候它们也很听话，我叫它们的名字，羊会咩咩地回应。我会向它们分享我的喜怒哀乐。那时，我根本不像个文静的女孩子，而是一个调皮的小混混，爱闯祸，经常惹是生非。【或许潜意识中把自己当成了"男性"呢？】所以在初中阶段虽然成绩好，但"三好学生"从来没有我的份。

我经常和大弟一起爬到树上掏鸟窝，到树林里捉知了，到小河里抓鱼、捉虾。特别是夏天，我们的皮肤被太阳晒得和"包青天"一样黑。家里的三个姐姐，我同她们没有什么好交流的，二弟和三弟又太小，我和大弟性格、爱好几乎一样。由于淘气，我也少不了挨父母的打。【或许那时候内在的叛逆就把自己当成和大弟一样的性别了，"很男人"？】

我家兄弟姐妹七人，没有一个考上大学，大弟高中也是和我同一学校，但高考也落榜了。大姐、二姐、大弟和二弟都在父母的安排下成了家，而父母包办的婚姻并没有令两个姐姐、两个弟弟觉得有多幸福。姐姐那边夫家太强势；弟弟这边妻管严。三姐自己拜金而耗费了青春；三弟整天不务正业、游手好闲，父母对他特别溺爱，即使做错事，也从不责问他，而是宠着他。

高中毕业后，我开始做代课老师。此后，我陆续做过很多行业，但凡想干的，在我的努力之下似乎也都能成功。当然也经历了重重险关，有时差点没命，只是可能我命大，最后都脱身了。

治疗方案：

1. 认知疗法，探讨歪曲的认知思维。

2. 正念练习四：观情绪。

3. 药物治疗：服用舍曲林片 150 毫克 / 天、氯硝西泮片减至 1/3 片。

## 2017 年 7 月 28 日 第五次就诊

心情有所改善，睡眠大多时候还是"不满意"。"为什么我还是睡不好""似乎疾病总喜欢找上我，生病的概率太高了，不是肺炎就是腰背疼痛"。

### 日记摘要：无人能懂的牧羊人

唉！近阶段尽量坚持练习正念冥想，觉得效果不明显，思维和情绪确实难控制。【功利性太强了！正念是带着好奇心生活。】

一次次的努力，一次次的失败，我连自己都战胜不了，谈何工作？【哲学家都说"认识自己最难"，您可以超过哲学家？】

孤独、悲观、绝望，再次在脑海里浮现，没人能懂得我的苦衷，也找不到能倾诉的对象。在人前，我强颜欢笑，装开心，装满足。工作上的忙碌使我觉得时间会过得快一点，稍微一停下来，许多可怕的念头就会出现。一天到晚，麻木，如行尸走肉般度过。对于孩子们的欢声笑语和丈夫的温柔体贴，我似乎毫无感觉。这是人过的生活吗？是我想要过的生活吗？找不到答案，没心情看书，也没心情看电视，也不知明天会如何，看不到希望，呆若木鸡的我开始提笔写日记。【跟着感觉走了？正念呢？停顿呢？观念头呢？】

不知从何时开始，我又出现失眠现象，哪怕好不容易睡着也会做些奇奇怪怪的梦，放羊就是其中反复出现的梦境：

昨晚，梦见羊儿们在山间悠闲地吃着青草，我像是回到了儿时，坐在石头上哼着不知名的小曲，心情说不出的舒畅。时间不早了，我准备把羊群赶回家，谁知羊儿们像脱了缰的野马到处乱窜……

早上起来，一脸的挫败感，赶紧去洗漱一下，坐回床上。

丈夫关心地问我："昨晚有什么不舒服吗？"

我只是回应了"没什么"就去准备早饭了。

我上周在医院做了全面检查，今天是去医院复诊取检查结果的日子。

前些日子总是觉得不舒服，具体又说不清、道不明。有一天晚上，在洗澡的时候，我发现脚上出现了一块很大的淤青，有点肿，这是我在什么地方碰的呢？为什么自己一点印象都没有，也没有感觉到痛？身上青一块、紫一块的外伤随处可见，都不知道是怎么受伤的。这么大的伤，自己竟然毫无觉察，我还是活人吗？【因为你的头脑已经与身体失去了关联，大脑和身体脱节了，脑子不停地在运转，只把注意力放在"外面""斗争""证明""忙碌"上了，而你的身体需要休息整顿啊，不觉得这是挺可惜和可悲的吗？】

我到了医院。"你的各项检查结果都未见明显异常，先回去观察观察吧。"医生说道。

"就这样？不需要再做进一步检查？"不知怎的，我开始有些烦躁起来，明知医生的话没什么可猜疑的，因为检查单上写得清清楚楚，但就是控制不住去问。还没等医生回复，我就有点不爽地拿起体检报告回家了。【当情绪起伏时，请先回到正念练习上来。】

治疗方案：

1. 正念练习五：观躯体＋慈心观。

2. 观影三、四：《尽善尽美》《凡夫俗女》。

3. 药物治疗：口服舍曲林片 150 毫克 / 天。

## 2017 年 8 月 9 日 第六次就诊

病情尚稳定，已停用氯硝西泮片 10 天，本来睡眠还可以，但一些事又萦绕在心头，总感觉非常烦。电影没看。脑子仍停不下来。近来总是想起这些年来父母、兄弟、姐妹的不好，觉得自己何必"心软"，经常去帮助他们解决困难。

**日记摘要：亲情**

我完全没有想到大女儿的婚姻会有什么坎坷，可事实呈现在眼前，女婿好赌，现在欠了银行、个人一堆债，就凭他们夫妻俩根本还不上。最要命的是，女婿出轨了！长不大的女儿半夜里打来电话向我哭诉，他们的婚姻快亮起了红灯，问我拿主意。我自然快气炸了，也冲动地想"杀过去"问个清楚。还好丈夫及时劝说了我，只是晚上难入眠了。想想也是啊，我确实累了，孩子小的时候，期盼她们早日长大成人，好过几年轻松的日子，而现在她们成家了，又闹出事来，感觉要被逼上绝路了。但这毕竟是女儿、女婿夫妻俩的事。我可以倾听、安慰女儿，但没必要去插手。

最近，弟弟经济上的事情也令我心烦，不想他的事情，不断地告诉自己"放松放下"，可到夜里就是整夜不能入眠，辗转反侧。于是做了内观呼吸、观躯体、观枕边人的呼吸，和他一起呼吸，也没有紧张啊，怎么就没有一点效果？这个阶段，睡眠问题已得到比较满意的解决，整晚睡眠时间几乎有5个小时了，躺下没过多久就能轻松、自然入睡，可昨晚，我的心态也是平静的，怎么就是睡不着呢？

【1. 学习与感觉共处，"不想"就如同心脏跳动一样，无法去有意控制，因此，你、我、他都做不到"说不想就不想"的。2. 内观正念练习只管做就行，不求效果。3. 这是正常的现象，别人也是如此，"有事"自然睡不好了，如果在这种情况下还能大睡，就要么是大师，要么是"木头人"。】

治疗方案：

1. 正念练习六：宽恕。

2. 继续看电影。

3. 药物治疗：口服舍曲林片150毫克/天。

## 2017 年 9 月 1 日 第七次就诊

头脑中仍乱乱的，平时还是忙得停不下来。

### 日记摘要：没了自我的牧羊人

我变了，变得连自己都不认识了。以前那个乐观、开朗、坚强的我已经消失了，取而代之的是沉默寡言、压抑、孤独、悲观的我。我几乎每天都按医生的要求练习，思维稍有缓和，可还是容易陷在悲观和压抑之中不能自拔。多次提醒自己，"觉知当下，回归自我"，可就是做不到。骑车上下班时常有个可怕的念头出现，经常把电瓶车骑到马路中间，每当这个念头出现时，我的电瓶车就不会给汽车让路，满脑子想的都是：撞死我吧，我正找不到"解脱"的理由。于是汽车都纷纷避让。

为什么，为什么？是压力大吗？但我觉得没有压力，只有压抑。上班没有好心情，休息时的心情比上班时还糟糕。我不知道如何调整心态，释放自我。【或许您从来没有过自我。尝试去找寻自我的生活吧。】

治疗方案：

1. 观影五：《海上钢琴师》。

2. 角色转换练习：学习做回女人。

3. 继续内观训练。

4. 药物治疗：口服舍曲林片150毫克/天。

## 2017年9月25日 第八次就诊

辞掉了一份兼职的工作，学会谢绝他人的邀请，但仍无法面对一个人时的空虚感。

**日记摘要：我的忙碌**

前两天，以前工作过的单位的领导打电话问我这一阶段工作忙不忙，如果不忙的话能不能抽点时间给她帮忙，至于报酬，她会满足我，但当时我就谢绝了，而且把一份兼职工作也辞掉了。人生短暂，留点时间和空间给自己。

回头想想自己半辈子忙乎着、打拼着，现在又是怎样的生活？

我还记得结婚前那几年，为了生计在工厂里干活时，别人中午去午休会儿，我继续待在车间里琢磨手头上的工作，怎样做才能更有效率。休息日跑到别的工厂去打探技术，花了一周时间就将完全不懂的机械知识掌握了，又通过一个星期的实践找到更适合我们生产线的流程，为厂里节约了大量生产成本。领导看到这些，觉得我挺能干的，便提拔我当了车间主任，而我更加拼命，忙碌得连谈恋爱的时间都没有。

现在，还是一样。就像上次从医院回到家已是中午，下午我想抛开一切杂事，好好练习正念，也为自己放半天假。可手机又响了，微信又来了，怎么办呢？我不能关机啊！而且招生犹如没有硝烟的战场，我要是一关机，这个学生就不一定是我们的了，那就挤出来半个小时吧！【还是停不下来？意义在哪呢？】

治疗方案：

1. 观影六、七：《碧海蓝天》《追风筝的人》。

2. 药物治疗：口服舍曲林片 150 毫克 / 天。

## 2017 年 10 月 18 日 第九次就诊

偶尔还有失眠，仍然活在"假我"之中。不敢面对现实生活，活在了自己的世界里，像极了《海上钢琴师》里的主人公生于船、死于船，走不出自己的那个"圈"。【自己画地为牢了。换种生活模式就好。】

**日记摘要：认识自己**

今日复诊，不知为什么，一向坚强的我会在医生面前落泪。回家后，情绪低落，主要是现在的我没有目标，没有方向，更没有前途，犹如盲人骑瞎马。然后去幼儿园接放学的小外孙女，做好饭菜却没有一点食欲，也没有吃上一口，就带着三条狗出门了，练习"正念行走"。哭吧，把这么多年来的压抑都哭出来吧。这么多年，早已忘记了自己是个女人，很多时候所做的事情比男人还男人，冲动、暴力，充满复仇的快感，特别是对权威人物，喜欢和他们"玩游戏"，心里想着花点时间没关系，如果你们对我不利，我就准备玩死你们。当时的心里就有说不出来的快感。这是人格的变态还是我生性叛逆？【是在自我封闭、自我孤立吗？您把自己困在"受害者"的角色里出不来。该复原做回女人了。】

晚上，女儿想和我谈谈心，她觉得我有什么心事大多时候都只跟大弟和心理医生聊，极少同女儿和丈夫说说。我觉得，他们不懂，"酒逢知己千杯少，话不投机半句多"。

突然，我问了女儿一句："我是不是太强了，不像个女的？"女儿当时愣了一下，然后不好意思地说："嗯，你和我爸，我觉得他更像女人、更像我妈。"不出意料的回答……

晚上，我躺在床上翻来覆去睡不着，女儿所说的那句话——"你和我爸，我觉得他更像女人、更像我妈"，时不时地在脑海里盘旋。也不知过了多久，我睡着了。还记得睡梦中的情节：

六月的天，孩子的脸，明明刚才是晴空万里，我惬意地在山间放着我的羊儿们，天空中一下子布满了乌云，下起了暴雨。我和我的羊儿们找了个地儿躲了起来。

好不容易天晴了，我准备赶羊儿们回家，谁知羊儿们不见了。我跋山涉水地找，始终不见羊的影子。

或许像包医生一直提醒我的那样，"该做回女人"了吧。【有时候，坐下来听听家人对自己的评价也不失为一种生活方式。】

治疗方案：

1. 观影八、九：《老大靠边闪》《城市滑头》。

2. 药物治疗：口服舍曲林片 125 毫克 / 天。

## 2017 年 11 月 10 日 第十次就诊

又患上了肺炎，加上之前的腰椎病，准备住院治疗，因此内观练习减少了。

**日记摘要：意义**

昨晚，听着滴滴答答的清脆的雨声，我是一夜未眠。我将观呼吸、观念头、观情绪、躯体扫描、宽恕和慈心观都做了一遍。在此过程中想到了自己目前在做的工作，对着熟睡的丈夫说着话，即使我知道他睡着了，不会有什么回应，但我就这样淡淡地说着："现在招生这份工作真的那么重要吗？为了不让别人看不起，为了证明自己的能力，从还没满 18 周岁就

开始挣钱养家、养自己，自学了很多技术，让世人见证了我的'本事'，想对大家说：'其实我并不比考上大学的同学差。'

回想这几年，为了招生工作，我算计过他人，曾使一个善良的人陷入危险，也曾玩阴的差点拆散了一个好好的家庭，当然我也尝到了甜头之后的苦头。【就像电影《追风筝的人》里的主人公的父亲一样，为了自己的名誉，不敢面对现实，始终不敢和自己的亲生骨肉相认，一辈子活在自责中，而您前半生一直活在了报复中。】

我也因为太过于拼命，将自己的身体健康奉献出去了，瞧瞧自己，因大小手术、肺炎反复住院……有一段时间，家里都快成了"药房"了，我也成了"药罐子"，每天跑医院跟上班打卡一样……

我知道我曾用命赚钱，到头来用钱买命。我正在过着这种十分不划算的生活，为什么我会越陷越深？钱、荣誉，真的有那么重要吗？说句实话，我现在缺的不是钱，而是找不到生活的意义。【意义有三种：一是创造意义，这属于伟大的科学家们；二是体验意义，是我们用"心"去体验和感受；三是态度意义，如果我们没有了选择，但还可以改变自己的态度。后面的两种意义，我们任何人都可能会实现，这也是我强调改变生活模式的原因所在。】

治疗方案：

1. 观影十：《当怪物来敲门》。

2. 药物治疗：口服舍曲林片 100 毫克 / 天。

### 2017 年 12 月 6 日 第十一次就诊

经过这段时间的练习，患者的心情稍有好转。觉得整个人轻松了许多，死的念头明显减少，心里也不那么难受了。以前经常出现的寻找"解脱"的念头，现在基本上得到控制了。最近，患者身边人的婚姻问题一桩接一桩，令人费解，也让患者再次审问自己"你的爱情是什么"。

### 日记摘要：找寻爱情的牧羊人

我的丈夫——可以说是模范丈夫，洗衣服、做饭、田里的农活、家里的卫生都会做，这么多年来搞卫生从没有让我碰过手。小女儿出生头几年，他给孩子洗澡、换衣服、换尿布、洗尿布，样样都很细心，不像我粗手大脚的，大家都说我能遇上这样的丈夫是前世修来的福气。当然他脑子很灵活，只是不太善于表达。【他的能干，或许也是出于"无奈"吧，一个家庭总需要一个人处于"女人"的角色吧？】

特别是我做手术后，他是寸步不离陪在身边，给我喂饭、擦身、端屎倒尿的，毫无怨言，只要我能开心，让他做什么都行。

这半年多来，也多亏丈夫在身边支持我、关心我、陪我一起来做心理治疗。可这些年来不管他怎样体贴，都没有令我觉得这是爱情的表现，我俨然当作兄长与小妹式的日常相处，所以我问"世间情为何物"。【您打小就把自己当"男人"了，将自己的情感需求封闭起来，埋藏在潜意识里了。】

夜深了，总感觉有好多的话要跟丈夫说，甚至感受到原来与丈夫也能相谈甚欢，这与以前的我大不一样，我们总是"相敬如宾"地生活着。我也一直认为老实憨厚的丈夫不会跟我聊到一起。也许我从来没有这么放松过，聊着聊着，不知不觉靠在丈夫的肩上睡着了，一觉醒来已是清晨，记得这个梦是这样的——

天渐渐地暗了下来，我准备把羊儿们赶回家，谁知跑丢了一只羊。我一路打听寻找跑丢的羊，最后被告知那只羊在崖顶上。依我以往经验所知，此崖无路可走，我准备爬上崖去，不去顾及生命安全了。此时，一个樵夫从深山里走出来，告知我有一条小路可以到达崖顶，我试着往樵夫所指的地方走去……

【自我的迷失需要自己找回，"原本没有路"被告知"有路"，说明您已在寻找的路上。】

治疗方案：

1. 观影十一：《惊情四百年》。

2. 药物治疗：口服舍曲林片 100 毫克 / 天。

## 2017 年 12 月 25 日 第十二次就诊

复诊，已经自行将舍曲林片减至 25 毫克 / 天。

电影《惊情四百年》里的那一句"我跨越了时间的瀚海来寻找你"，感动到我了，然而这种惊天地、泣鬼神的爱情故事在现实生活中无处可觅，但也许就像包医生曾对我说的那样，"是自己放弃了爱情"。

现代人的情感丰富，家外有家，红颜知己、蓝颜知音，不计其数。【不去评价别人，自己可以去体验、尝试"他们这类现代人"之外的不一样的爱情。】

## 2018 年 1 月 31 日 第十三次就诊

近来，患者感到无聊透顶，很孤独，怕失去。现在身体没什么问题了，对音乐也不那么敏感了。觉得药物对自己的强迫思维基本没有帮助，已经自行停用。

**日记摘要：狗的离去**

我家的乖乖是条哈巴狗，它生了 3 个狗宝宝。初为母亲的它，对孩子是多么细心地呵护。我用旧羽绒服给它们搭了一个窝，它还是怕孩子们冻着，把小狗包在它蜷成一圈的身体上，就连它自己吃饭也是匆匆忙忙，出去拉一下大小便，马上回到小狗的身边，它用乳汁喂养着自己的孩子。我家另外两条大狗，体重都有四五十斤，它怕它们伤到孩子，不让大狗靠近，只要大狗走近它的房间，就蓬起全身的毛，冲上去咬大狗，明知不是对手，但为了孩子，拼命了。【跟您自己有些类似吗？把自己封闭起来。】

可是，这两周发生了一件伤心的事。前一天晚上还活蹦乱跳陪我一起练习正念行走的乖乖，早上，我下楼却不见它到楼梯角来接我，我也没在意。老公已经烧好早饭，我就去吃了，就在这时，它跌跌撞撞地走到了我面前，就倒下了。

我们马上放下碗，抱起它，开电瓶车送到了宠物医院。可时间太早了，医院还没开门，打了留在门口的电话。一会儿兽医来了，先给它打了两针，等医生配好盐水想给它输液时，它已经不行了。

我们把它的尸体带回家，给它包上一件衣服，抱出去埋掉，在伤心、悲痛的眼泪中送了它最后一程。

一直到下午，我的脑海里不断地出现它最后一刻的画面。下班回家，以往的它总是会趴到我的腿上，用嘴亲昵地舔我的手，我会抚摸它的头，我把它当成知己、当成孩子。如今它走了，我祝它一路走好。

唉，想不到它的生命会如此短暂和脆弱，它陪伴我的时间不到一年，就彻底离开了，给我留下无限的悲伤与思念。【这就是无常，身边人也是如此，所以珍惜眼前事、眼前人！】

乖乖走了，它的一个孩子一周后也随它去了。唉！生死就在一瞬间，它的另外两个狗宝宝似乎不知什么是生离死别。奇怪的是，我家的那两条大狗似乎认养了这两个"义子"，它们不准别人家的狗或者陌生人靠近或碰这两条小狗。更稀奇的是，每次给它们喂吃的，大狗自己先吃饱，然后走到小狗的身边，把已经吃到肚子里的食物吐出来给小狗吃。

谁说只有人类懂得"感情"，明明狗狗的世界也充满了爱。【很多人还"没有"爱呢！仔细观察了狗狗的世界，而自己的呢？还要继续用"忙碌"来逃避、麻痹自己的情感生活？】

乖乖的两个宝宝被人家领养了。为了弥补我对乖乖的思念，我把它的两个孩子叫小乖乖。

那一天，我像嫁女儿一样送走了小乖乖，给它们的陪嫁是它们最爱吃的腌猪肺、鸡蛋，还有我去年穿的两件棉袄。

这几天，每天晚饭后做正念行走练习时，特意去看看它们。每次看到它们，它们就如孩子见到阔别已久的母亲，很高兴地和我互动。我走的时候，它们要跟着我回家，我对它们说，我不是你们的主人了，这是你们的新主人。它们每次都哭得很伤心。我家的一条大狗也经常去看它的"义子"，总想偷偷地带它们回家。它们是那么地忠诚、重感情，这是我爱它们的原因吧。【1.如果学会如此爱周围的"人"，那么就是一种幸福。2.小时候的羊是另一个自己；之前做伴的狗又是另一个自己。现在狗离开了，又令您体验到了孤独、失落感或是失控感？ 3.该去享受独自一人或与丈夫两人的生活了。】

治疗方案：

正念练习，从第一项重新做，去感受练习的过程。

## 2018 年 3 月 9 日 第十四次就诊

**日记摘要：正念生活**

这一阶段每天有个"仪式感"，那就是做"正念练习"。写写回忆录，心情放松了很多，睡眠也比较理想了。压抑、孤独和失落感现在也明显减轻了，留给自己的时间也多了起来。自觉强迫症状至少好转了九分，不知不觉能够和丈夫有更多的谈心时刻，内心很踏实。

我还是经常走神，当胡思乱想出现时，便去觉知它、命名它，想它到底有什么用。每当我这样一想，它便消失了。但是，接下来又是另一个念头，我用同样的方法，它消失了，而后又出现了，消失了……有时候没完没了。

昨天早上，和往日一样收拾好家务去上班，在路上只因注意力不集中，差点发生交通事故，又是在不知不觉中闯红灯，幸亏那轿车刹车及时，已经撞上了，还好双方都没有受伤。

在骑车时，注意力飘移了，就把它拉回来，关注呼吸，关注风的速度，车轮与地面的摩擦，关注变化的景色……但在不知不觉中，思维又飘走了，等觉知时，往往闯了红灯。【继续实践，不带着功利性做练习。去

体验生活，而不是证明自己的"好""厉害"。】

小女儿也算出嫁了，家里就剩下我们两个"空巢老人"了，一下子不需要我为家人做些什么，确实不自在。不过这倒是我体验正念生活的好时机。

饭后，我要求洗碗。首先将餐桌上的碗筷收起来放到水槽里，放水，听着自来水管里流出的水声，特意用手去接水，凉凉的，好舒服，水从指间流过，柔柔的。接着在水槽里放了些清洁剂，左手拿起一只碗，右手拿着浸湿的抹布，开始擦拭着油腻腻的碗。突然左手没拿稳，碗掉了，清脆的当当声，赶紧看看有没有破，还好，碗挺结实的，就这样慢慢感受洗碗的过程。虽然用了十多分钟。清理好厨房的垃圾后，尝试着听医生的建议，叫上家人（也就我和丈夫两个人）去轧马路。

晚上，躺下却睡不着，我先尽量让自己躺着，虽然浮想联翩，但尽可能将注意力集中到呼吸上，感知呼吸的韵律。吸气时确定自己在吸气，有一股凉风微微地飘进鼻孔；呼气时确定自己在呼气，温柔的微风从鼻孔出去，鼻子周围暖暖的感觉，就这样关注着气流进来、出去、进来、出去……一会儿思维又飘走了，游走再拉回，默数吸气、呼气的节律。这样躺烦了，坐起来；坐累了，再躺下。关注枕边人的呼吸，和他一起呼吸，听他的鼾声不断，也跟着他的鼾声一起呼吸，思维回来了，又飘走了……也不知过了多久，蒙蒙眬眬似乎睡着了，这一觉就到了早上6点半，醒了，就起来了。虽然有些没睡够的意思，但不管它，干我的活去。

【好！这就是我们说的正念。把它推广到日常生活的方方面面，难受时就照此去做，这是有效的"转移注意力"的方式——专注当下该做之事。】

## 二、案例剖析

该来访者童年曾因女儿身而被"遗弃"，开始在潜意识中"抛弃"了这一身份。自"高考落榜"后的这些年来，一边总是在自怨自艾，感觉自己"无能与失败"，一边却又一直在"证明"着自己的"能力"，不甘平凡。一生中表现给他人的形象是"男人的"，永远不会向他人承认自己的"脆弱"。

然而，在来访者的梦中、现实生活中，她都把自己弄丢了，把自己困在了心底。当她慢慢开始打开心扉，学习内观、自我探索，将一个个出现的问题（睡眠、反复思考、心烦等）还原到生活中那些既定存在的事实（死亡、孤独、无意义、自由等）之后，"问题"也就逐渐"消失进生活里"了。

她在治疗过程中曾跟医生说：

就像一本书中所说，每天，有一些人总是在不停地走路，不停歇地如"行尸走肉"般生活。在旁人看来这人是多么多么地勤劳！然而，这一天过得让自己舒服吗？一天结束时却是谁在喊"好累！"然后，睡一觉又继续第二天的"忙碌"……我就是这样的一类人，而现在或许该换种生活方式了。

是的，一天中主动地空下来哪怕只有10分钟，给自己的内心一个放松的机会，给自己多一些关照；放慢脚步，关注自己当下的时刻，和自己的情绪对话，去了解自己，学着去拥抱自己。那么，我们的人生就会多一些"诗意"。

该来访者曾在日记里写道：

"也许自己确实老了，没有一点记性，很多事情反复去做不知多少次，结果还是没有做。每次看到此物时就会想起，今天一定要把这事做了，可是当离开此物时，就又想不起来。总有一种失落感，似乎是什么东西丢了，或者有什么事情忘记做了，但就是想不起来。不过近阶段，我记得将正念练习融入生活中，发现其实并没有那么糟糕。就像包医生所说的，或许我一直把自己给弄丢了，从现在开始我要去找心灵深处的那个自己了。"

"丈夫跟我说几天前的一个晚上，他进房间时发现我睡得正香，说我的面容是从未有过的安详，嘴角还透露出一丝丝的喜悦。可能那时我又梦到放羊了吧。

"雨后的空气中，青草的气息特别清新，羊儿们在山坡上悠然自得，我嘴里噙着一根狗尾巴草，眯着眼睛心满意足地望着我的羊群。天渐渐地暗了下来，不知怎的，羊儿们跑到墓地里，我着急地呼唤着它们的名字，羊儿们虽一一给予回应，但仍在墓地里转悠。此时我想到了领头羊，便多次呼唤领头羊的名字，终于，领头羊从墓地里出来了，来到我的身边，其他的羊儿们也陆陆续续走出墓地。但一只小羊羔仍在墓地里乱窜，没办法，我只好走进墓地把它抱了出来。小羊羔用头蹭着领头羊的身体，像是在撒娇。远处炊烟袅袅，我和我的羊儿们朝着家的方向走在山间小路上……"

笔者戏称该来访者是位"牧羊人"。自小开始，她就把自己内在的那只羊给弄丢了。我们通过综合运用"禅疗"、音乐疗法、观影疗法、日记疗法、认知疗法以及角色转换技术等，同患者探讨存在意义上的"人生困境"，使其认识到无论是失眠，还是停止不了的强迫思维，许多时候药物是无能为力的，更多地可以从自己的内心深处、生活模式中去寻找答案。只要愿意回归生活的本真状态，我们的生命品质就会得到提升。

# 正念疗法治疗容易冲动者的案例

## 1. 临床特点

王某，男性，43岁，初中文化，务农，已婚。2015年3月，因多疑、容易冲动20余年，被妻子"逼着"来治疗。

妻子提供的情况：他们22年前（来访者当时21岁）经人介绍结婚，结婚后两人关系尚可，3年后育有一女。此后，她即发现丈夫敏感多疑，对她不放心，怀疑她有外遇，只要她跟生产队成员或邻居多说几句话，事后他就会盘问，说她不关心他。他烟越抽越多，酒也越喝越多，喝多时经常骂她"不要脸"。两人经常会因小事而争吵，但由于女儿年幼，"看在女儿的分上忍着"。10年前，她发现丈夫行为不检点，经常在QQ上与陌生女性闲聊，晚上跑到屋外背着自己接电话，经常一接就是半小时，如果她多问几句话，他就骂人、摔东西，还发生了几次在酒后动手殴打她的现象。丈夫事后又会后悔，不断地向她道歉和保证，说得很诚恳，可是不久后，老毛病又会再犯。

妻子说近一年来丈夫对她的疑心越来越大，经常会偷偷翻看她的东西，甚至到电信部门查看她的通话记录。有一次在冲突后把她"打晕"了，她下定决心要离婚，"丈夫以前的道歉和保证现在没任何作用了"。可是，她有时候又觉得丈夫也挺可怜，因为她发现他在发脾气时似乎也想努力克制自己，数次用拳头打自己的头，或用头撞墙。听人说这可能是一种病，所以她"逼着"丈夫来做心理咨询，否则就离婚。

妻子还反映，丈夫与外人关系处得都可以，和和气气的，就是对自己及家人脾气较大。

丈夫提供的情况：在他5岁时，他的父亲生病去世，母亲带着他和一个比他大6岁的姐姐一起生活。在他11岁时，他的母亲患病去世，他的姐姐外出打工，他被寄居在阿姨家，常受亲戚们"冷眼"看待。他在校成绩一般，常受同学嘲笑和欺负。初中毕业后，他开始跟人外出学习经商，但由于生意不好回家务农，承包了一些田地，也赚了一些钱。

对老婆所反映的情况他基本承认，说自己当时是昏了头，"不知道"，有时想控制都控制不住，并说"跟家人说话总不用像跟其他人说话一样小心翼翼，这样多累啊"。他的头脑里有时会冒出些稀奇古怪的东西，主要与不放心有关。如担心别人会看不起自己，家里会遭遇小偷。他对老婆的质问主要是因为她长得漂亮、性格开朗，怕老婆会离开自己，可是老婆还不时用语言刺激他，让他更是不放心，所以才有过激的行为。他在QQ上与异性交往主要是想向老婆证明他也是有魅力的。

他在一年前曾偷偷地看过心理医生，做过血液学检查、脑电图和头颅CT检查，显示都正常，按"强迫症"治疗3个月无效而停药。目前不仅有离婚的风险，而且自己也希望能有办法治疗。

他现在吸烟1~2包/天，喝酒100~150克/天，有时心烦就多喝点，否认有重大精神疾病及躯体疾病家族史。

精神检查：神志清，仪表欠整洁，显得疲惫，定向完整，表情焦虑，说话吞吞吐吐，注意力不集中，存在强迫性思维，情感反应适切，未引出幻觉妄想等精神病性症状，意志活动减退，自知力存在。

症状自评量表（SCL-90）检查显示：躯体化、抑郁、焦虑、恐怖、强迫等5个量表分为中度；人际关系敏感、敌对、偏执、精神病性症状等4个量表分为重度；明尼苏达多项人格测验（MMPI）：癔症、心理变态、精神衰弱、精神分裂、偏执等5个量表得分均明显偏离正常。

### 2. 诊断

冲动控制性人格障碍。

### 3. 病例分析及治疗经过

雨果说："激烈尖刻的言辞背后，都隐藏着一个虚弱的理由。"来访者在年幼时先后失去父母，又不断遭受"冷眼"和"欺负"，潜意识中产生了强烈的不安全感。他的冲动行为其实是内在不安全感的补偿性行为，烟与酒是精神活性物质，被他用来减压，但事与愿违，他多次在酒后闹事。虽然药物或许能帮助一部分人解决抑郁、焦虑等心境，但该来访者曾经的尝试以无效告终。经过协商，夫妻俩愿意尝试正念禅修。

第1次治疗：向来访者介绍禅学中"贪、嗔、痴三毒"及"我执"等知识及其危害。告诫妻子不可用言语相激。从呼吸正念和行走正念开始训练，每天各2次，每次至少15分钟，每晚要完成与当天生活、感受、思维、情绪等方面有关的日记一篇。并自行制订戒烟戒酒计划，一周后来复诊。

第 2 次治疗：妻子反映来访者在训练呼吸正念和行走正念，但时间上往往达不到要求，有时做 5 分钟就有些烦躁。来访者的日记完成了 3 篇，能部分认识到问题，但认知歪曲很严重，如"只要你别招惹我，我能打你吗？""我打人是不对，但如果不打，你跟别人跑了怎么办""喝酒没事的，至少能让心情暂时好些"……烟量和酒量没有明显减少。尽管认为呼吸正念和行走正念能让自己放松许多，但念头跑得太频繁，有时很长时间也回不到呼吸上，言谈中流露出对正念治疗的信心不足。医生嘱其继续上述训练，可以把每次练习呼吸正念的时间缩短到 10 分钟，频率增加到每天 4 次，并进行饮食正念训练，每天 1 次，进餐也仿照正念进行，日记依旧进行，一周后来复诊。

第 3 次治疗：妻子反映来访者这周进步较大，"能坐住了"，呼吸正念能按要求完成了；两人有争吵现象，但只要妻子示意停止，他基本上能控制住脾气，但表情还是非常难看的；饮食正念做得很好，平时吃饭速度很快，菜吃得也少，只喝酒、吃花生米，这周尤其是近 3 天每顿都是最后一个吃完饭，已 3 天没喝酒了，烟已减到每天半包了。来访者微笑着表示同意，认为按照饮食正念去吃饭真好，以前从来没觉得米饭和蔬菜是如此地好吃。但对酒和烟平时还是会想念，而呼吸正念的确比以前做得好了。日记内容开始较多地反映自己的内心变化，对自己的进步开始有了信心。医生向其解释禅学"无我""无常""苦"等三法印，并让其开始在练习呼吸正念的基础上进行身体正念，一周后来复诊。

第 4 次治疗：妻子反映来访者本周既没饮酒，也没抽烟，有时表现出对她的谈话不耐烦，上 QQ 的时间少了，看见妻子与顾客聊天会注意，有时欲言又止，只要她提醒说："头脑中的警报又响了？"他就会不好意思地笑笑。来访者同意妻子的说法，说自己还是不自觉地想到"那方面"，但已没有以前那么痛苦了，"只要这种感觉出现，把注意力放到呼吸或躯体上，慢慢就没事了"。日记的内容中充满对自己以前行为的后悔，以及对家人的歉意。在肯定和鼓励之后，医生向其解释正念修习中的"接纳""旁观"和"标示"，并让其进行声音正念和思维正念训练，一周后来复诊。

第5次治疗：妻子反映来访者目前的行为已接近正常了，两人有一周没大声争吵了，丈夫对她与男顾客之间的交流的反应也自然了许多。来访者说，现在只要头脑中出现想"盘问""探究"的念头，大多数时间是能识别的，身体方面也会出现心慌、肌肉紧张，但只要专注于呼吸或躯体感受，这种感觉还是会过去的，并且自己会在心里告诉脑中的"声音"："谢谢您提醒，我还是选择信任我的老婆。"日记内容中负面的信息越来越少，内心平静的日子越来越多了。在肯定来访者的做法后，医生让其进行情绪正念训练，并私下里让他老婆试着离开家1次。

第6次治疗：妻子有事没来，来访者单独来就诊，说自己本周状况有反复，妻子有一次没有告诉他独自去进货，还有一次与他说亲威家有事要去一天，他对前一次的事较为生气，因为"老婆事先没告诉他"，所以做情绪正念时反应较大，好几次正准备探索深层的情绪时，都因恐惧而退到观呼吸和躯体感受，显得有些沮丧。但至少没发生打架、大吵大闹的事件，只是生了闷气。在知道这是医生与其妻子"合谋"的事情之后，来访者显得有些不好意思，说："看来心底还有东西在作怪。"在进行相应的认知方面的解释后，医生嘱其继续前述"正念四观"训练，一周后来复诊。

第7次治疗：这次来访者主动没让妻子陪同，还主动让妻子外出自由活动两天，用于检验自己的情况。尽管会有念头和不良情绪产生，但已能自己管理。医生让他进行宽恕冥想训练，一周后来复诊。

第8次治疗：夫妻双方对治疗都比较满意，妻子反映丈夫比以前自信了，自己已开始跟丈夫一起修习正念了，并说彼此都会坚持修习下去。两人已逐渐相互开玩笑了，小的争执偶有发生，但基本上都能很快解决。在对治疗总结的基础上，进行了慈心禅的修习。

### 4. 小结

俗话说"江山易改，本性难移"，这说明纠正人格之难。本案中的来访者自幼开始形成的不安全感，影响到成年的夫妻关系，不自觉地使用了"冲动""暴力"方式来解决问题，结果是不仅自己痛苦，而且给别人造成了许多伤害。正如尼采在《曙光》中所说："世间之恶的四分之三，皆出自恐惧。"

药物在治疗方面是很难有作为的；普通的心理治疗可能有短期效果，但很难持久；精神分析由于耗时较长，导致经济负担加重，所以很难开展。而正念禅修操作起来相对简单，一经学会，来访者就可以利用自己的时间来修习，也容易坚持，不失为解决人际问题、人格问题的好方法。

#### 附：案例中所用的正念训练的操作方法

呼吸正念/观呼吸、身体正念/观躯体、声音正念和思维正念/观念头和观声音、情绪正念/观情绪等"正念四观"的训练方法参考上一个案例。行走正念、饮食正念、慈心禅的方法如下：

#### 1. 行走正念

（1）选择一条你可以来回走动的小路（室内或者室外），这个地点必须安全——不会感到别人在用怪异的眼光看着你（甚至包括你自己也不会觉得正在做奇怪的事）。

（2）站在小路的一端，双脚分开，与肩同宽。双膝放松，可以自由地弯曲。双臂松弛地放在身体两侧，也可以双手交叉放于胸前或者身后。两眼直视前方。

（3）把全身的注意力都放在双脚上面，感受脚掌与地面接触的直观感觉，以及全身的重量通过双膝和双脚传递到地面的感觉。你或许会发现，让膝盖稍稍弯曲几次能够更好地体验到脚掌和腿部的感觉。

（4）轻轻地抬起左脚后跟，注意小腿肚肌肉的感觉的变化，然后继续抬起整只左脚，把全身的重量转移到右腿上。全神贯注地觉察左腿和左脚向前迈进的感觉，以及左脚后跟着地的感觉。脚步不必迈得太大，自然的一步就可以了。让左脚的其他部位也完全着地，继续抬起右脚后跟，体会全身重量落在左腿和左脚的感觉。

（5）当体重全部转移到左腿之后，把右脚抬起向前迈进，觉察右脚和右腿在感觉上的变化。当右脚后跟着地的时候，把注意力集中到右脚上。随着右脚掌完全着地，左脚跟微微抬起，身体的重量又全部落到了右脚上。

（6）通过这种方式，一步一步地从小路的一头走到另一头，要特别注意脚底板和脚后跟与地面接触时的感觉，还有两腿在迈步时肌肉拉动的感觉。你还可以把觉察扩展到其他你所关心的部位，比如关注行走过程中呼吸的变化，呼气和吸气分别是如何进行的，有什么感觉。你的觉察还可以容纳整个身体的感觉，包括行走和呼吸，以及每走一步，脚和腿的感觉变化。

（7）当你走到小路的尽头时，请静止站立一会儿；然后慢慢转过身，用心去觉察转身时身体的复杂动作，然后继续正念式行走。随着脚步的前进，你还能不时地欣赏到映入眼帘的风景。

（8）以这种方式来回走动，尽量对每时每刻行走中的体验保持完全的觉察，包括脚和腿的感觉，以及脚接触地面的感觉。保持目光直视前方。

（9）当你发现思维从行走的觉察中游离时，请把行走中的某一个步骤作为注意的客体重新进行关注，利用它将你的思绪拉回到身体以及行走上来。如果你的思绪非常焦躁，就静止站立一会儿，双脚分开与肩同宽，把呼吸和身体作为一个整体来觉察，直到思维和身体都慢慢平静下来。然后继续进行正念式行走。

（10）持续行走10～15分钟，也可以根据你自己的意愿多走一会儿。

（11）一开始请走得比平时慢一些，让自己能够更好地去觉察行走时的感觉。一旦你掌握了这种行走的方式，就可以稍稍加大步幅，但是不要超过正常行走的步幅。如果你内心感到特别焦躁，那么一开始就走得快一点，然后再慢慢地放慢速度。

（12）记住在行走的过程中要注意：你不要盯着自己的脚，它们知道路在哪里；你要用感觉去体会它们的存在。

（13）在你平常走路的时候，也尽量采用冥想时行走的方式。如果你是一个慢跑运动员，当然也可以把类似正念式行走的注意方式带到奔跑的每一步、每一刻、每一次呼吸中。

### 2. 饮食正念（吃一粒葡萄干）

（1）首先，拿起一粒葡萄干，将它放到你的手掌上或者夹在拇指与其他手指之间。注意观察它，想象自己是从火星来的，以前从来没有见过这个物体。从容地观察；仔细地、全神贯注地盯着这粒葡萄干。

（2）让你的眼睛探索它的每一个细节，关注其突出的特点，比如色泽、凹陷的坑、褶皱、凸起以及其他不同寻常的特征。在你做这些动作时，像这样的想法（"我们在做多奇怪的事情呀"或者"这么做的目的是什么"或者"我不喜欢这么做"），只要注意到这些想法的存在就行了，然后将你的注意力慢慢地拉回来继续放到这个物体上。

（3）把葡萄干拿在指间把玩，在你的手指间把它转过来，感受它的质地，还可以闭上眼睛以增强触觉的灵敏度。

（4）把葡萄干放在鼻子下面，在每次吸气的时候吸入它散发出来的芳香，注意在你闻味的时候，嘴巴和胃有没有产生任何有趣的感觉。

（5）现在慢慢地把葡萄干放到你的嘴边，注意到你的手和胳膊如何精确地知道要把它放在什么位置。轻轻地把它放到嘴里，不要咀嚼，要先注意一下它在嘴里面的感觉，用舌头去探索。

（6）当你准备好咀嚼它的时候，注意一下应该如何以及从哪里开始咀嚼。然后，有意识地咬一到两口，看看会发生什么，体会随着你每一次的咀嚼，它所产生的味道的变化。不要吞咽下去，注意嘴巴里面纯粹的味道和质地，并且时刻留心，随着葡萄干这个物体本身的变化，它的味道和质地会有什么样的改变。

（7）当你认为可以吞咽下葡萄干的时候，看看自己能不能在第一时间觉察到吞咽意向，即使只是你吞咽之前有意识的体验。

（8）最后，看看葡萄干进入你的胃之后，还剩下什么感觉。然后体会一下在完成了这次全神贯注的品尝练习后，全身有什么感觉。

**3. 慈心禅**

（1）现在，我们来做慈心禅的修习。这是关于爱和慈悲的冥想。

（2）首先，坐得舒适、放松一些，闭上眼睛，让身体和呼吸逐渐柔和下来。先将注意力关注在心的区域，尝试将你的呼吸和对心的感受联结在一起，仿佛将呼吸带到你的心中，随着心的感受，一呼一吸。

（3）传统的慈心观，首先起于对我们自己的慈心，如果我们对自己身上的某些东西无法接受，并且心怀怨恨，我们就很难去爱在别人身上体现出来的那些特质。

（4）现在，请跟随我的引导，试着去觉察并发展关于慈悲与爱的感觉。首先，我们要在心中觉察并寻找对我们自己的爱与慈心。下面，请加入你的名字，跟随我一起，在心中默问："亲爱的，此刻，我的心中是否能感受到爱和慈悲，这一刻，我的心是否敞开，能够感受到慈爱和平和？"现在，请体会并觉察一下你身心的感受。

（5）我们在心中要坚信，你值得被爱，所有的生命都值得被爱与慈悲包容，你的心也可以更加宁静与平和。

（6）我们都曾经历过痛苦、悲伤与挣扎，但是现在，仍然将我们的心打开，用爱与慈悲去抚慰、疗愈那些痛苦。

（7）现在，想象你回到童年的状态，你曾经是一个小孩，不需要做任何事，就可以获得纯然、无条件的爱。现在，用你的心去拥抱你自己这个内在的小孩。用无条件的慈爱去拥抱这个纯洁的生命。将你的整个身心去全然融入并体会这无量的爱与慈悲。

（8）现在，请在心中想象一个你最爱的人，随着呼吸将他/她带进你的心里，用你此刻心中充满的爱与慈悲去接纳他/她、包容他/她，想象他/她的整个身心被你的爱与慈悲充满。用你的爱打开他/她的心灵，抚慰、消融他/她心中的痛苦和挣扎。你越能够感觉到对他/她的爱，就越能够帮助他/她，让他/她的心也被慈悲与喜乐充满。

（9）现在，想象两个或更多你爱的人进入你的心中，你的心慢慢打开、扩展，变得越来越宽阔，带着这不断延展的爱与慈悲接纳并包容他们，帮助他们打开心扉、消融痛苦，被爱和喜乐充满。

（10）现在，让你的心和心中的慈爱蔓延得更加宽阔，让它充满这个房间，让这房间成为一个充满爱与慈悲的空间，让所有生命的所有快乐和悲伤，都被你完全敞开的心灵以爱和慈悲完全接纳。

（11）现在，体会你心中的感觉，想象你的心向四面八方伸展，它超越了这个房间，向天空和大地拓展，一直到充满整个地球。想象你用自己的爱充满、包容了这整个地球。

（12）现在，想象地球是一颗可以拿在你手中的蔚蓝色星球，将她拥入你的胸怀，融进你的心中，拥抱地球上所有的海洋和陆地，所有的生命，所有的树木、山川、雨林、沙漠，还有整个人类。用你的慈爱、悲悯与包容去拥抱这个地球。

（13）愿所有的生命被爱与慈悲抚慰，愿所有的生命、所有的挣扎、悲伤、喜乐、自由的生命，所有刚刚诞生以及垂危的生命，都被爱与慈悲的力量接纳、包容并治愈，愿我们心灵的力量，愿我们的善良，愿我们的爱，将光明带给这个世界。愿我们将希望、美好和自由带给人类和其他所有的生命。

# 强迫症患者的"禅疗"康复日记

来访者，管女士，32 岁，已婚，育有 1 子。因反复思考 1 年余来院就诊。

## 一、临床特点

2015 年，管女士报名参加驾驶证考试，科目二、三均多次补考才通过，觉得自己没用和丢人，此后开始出现反复思考，总是担心别人因此事而对自己有看法，后来逐渐发展为担心自己会有伤害儿子的想法。自述有的时候看到儿子会有想要掐死他的冲动，为此非常担心、害怕，就怕有一天自己真的做出这样的事。她明知自己不可能会这么做，但仍忍不住反复思考，以致影响了正常生活及工作。此外，管女士还不敢去医院、不敢去公共卫生间，就怕自己会感染艾滋病毒及其他的细菌。夜间睡眠较差，睡前头脑像放电影一样，把白天所经历的事在脑中过一遍。曾经在当地医院被诊断为"强迫症"。给予药物治疗有效，但是在尝试停药的过程中症状再次发生而重新服药。后来听说台州医院心理卫生科开展的"禅疗"可促进强迫症的康复，遂前来就诊。

## 二、治疗经过（主要整理自她的日记，【】里的内容系医生的批注）

在第一次就诊之后，医生同来访者约定三至四周一次咨询与治疗，推荐阅读《与自己和解：用禅的智慧治疗神经症》一书，结合书中的正念禅疗理念去实践，通过后续为期一年多的治疗，来访者逐渐接受了"自我疗愈"。

以下是来访者在康复过程中写的日记内容。

2016 年 9 月 24 日

睡前各种思绪飘过大脑，我就跟它说："强迫小哥，你该休息了，晚

安。"【能这么友好地与强迫念头相处，挺好的！】

2016 年 9 月 25 日

昨晚做了一个梦，梦见一个人在做法事保佑水不要漫进屋子，我发现他家锅里煮了一锅黑黑的东西，一看是人肉，其中有一只完整的手，吓死人了。还梦到下雨天把汽车开到娘家，忘了拔钥匙，第二天车子还在，钥匙也在。【强迫也是如此，往往是自己吓自己，看来内心深处的不安全感挺强烈的！】

看到圆的有弹力的绳子，蹦出"这东西能否套在脖子上让人窒息"的想法，我告诉自己，这不是自己真实的想法，而是强迫思维，想过了就翻页了。【是的，对待强迫思维的第一步就是"重新确认"：识别头脑中的"虚假警报"。】

2016 年 9 月 29 日

昨天做了一件事，总感觉自己做得不够完美。【接纳这样的自己，又有谁是完美的呢？】

2016 年 10 月 9 日

今天休息，心情不安又期待，怕自己会有不好的情绪出现，怕自己控制不住会伤害小朋友。想着想着，告诉自己这是不对的想法，别在意，结果跟小朋友愉快地相处了一天。【这时候做一下观呼吸就可以了，不去跟头脑中的念头争辩，只把它当成"单纯的脑力活动"即可。】

2017 年 1 月 11 日

梦见儿子贪玩掉进大海里，把他救上来，他却死了，抢救时按的是塑料假人。【儿子或许是指你内心深处弱小的自己，大海是自己的情绪，提示您被负性情绪淹没了。】

2017 年 2 月 8 日

昨晚梦到自己是 HIV 患者，在接受各种治疗，医生说我最多活不过 40 岁，醒来后挺难受的。【看来内心的死亡恐惧挺强烈的。】

2017 年 2 月 15 日

最近都没有认真做观呼吸，有各种各样的情绪并不可怕，学会掌握情况就可以了。还是没减药，不减也是个问题，成长不了，还在原地。【您认为的"不可怕"往往是"思维"层面的，这种对抗或者说自我暗示很难有效的。要想"成长"，就在"情感"层面去体验和实践。】

2017 年 2 月 26 日

我一个人跟小朋友在一起的时候，真害怕自己会有以前那种伤害小朋友的想法，比如掐脖子、用刀砍之类的，告诉自己这是不对的，我不会伤害小朋友，不要害怕。【这就是对抗，对症状改善没好处，还是好好地练习正念吧！】

2017 年 2 月 27 日

减药到今天已经 11 天了，感觉比早些天要好些，反复确认某件事的情况也少了，当有想法时，告诉自己已确认过，没有错，没必要再确认了。【加强正念练习吧！】

2017 年 2 月 28 日

昨晚梦到自己在杭州机场免税店买东西，很期待，结果发现就一排石桌，破木板做成的柜台，而且所有的东西都卖完了，结果什么也没买成，就醒了。【提示外在的东西不一定可靠，评价来源于自己。】

2017 年 3 月 1 日

做了观念头练习，有点着急，观念头时出现的思绪不是很多，都是计划性的念头，把它们都一一命名之后，它们就消失了。做完声音与思想练习，我只有一种想法，就是害怕，害怕自己会像上次减药一样出现想掐死儿子、砍死儿子的念头，真的好担心。我也告诉自己不会的，不要害怕念头，越害怕它就越强烈。【可以害怕，承认自己有些害怕，然后就像"千寻"一样去生活，带着恐惧。】

2017 年 3 月 2 日

昨晚练习观念头，脑子里出现的都是我自己掐小朋友的画面，好害怕，我给它命名为强迫思想，这个想法是不对的。【只是想法，只是"单纯的脑力活动"，不去评判对错。】事实是我和小朋友相处得不错。又做了声音与思想练习，听到边上好多声音，比如机器有规律的轰轰声、空调断断续续的声音、同事按鼠标的声音、小鸟欢快的叫声，原来我们周围有这么多的声音。【是啊，因为我们把"注意力固着"了，就很容易对周围的事物"视而不见"，这也是强迫的原因。】念头不是很多，就是很着急，怎么还不结束啊？怎么还不结束啊？命名其为着急。【只要您能这么做就好，有了方法就自然能与强迫和平相处了！】

2017 年 3 月 7 日

早上醒来第一件事就是倾听身边的声音，各种鸟叫声、走路声、儿子的呼吸声，各种声音交织在一起居然这么好听，以前怎么没发现这些声音这么好听呢？【这就是正念，只要把这种方式带入生活的方方面面，就一切都好了！】

2017 年 3 月 11 日

梦到过春节了，亲人都不在身边。打电话给妈妈，她说没有买到回家的票，买的汽车票要正月初一才能到家。我就哭着问她：为什么别人的父母赚很多钱，而且都很早回家了，你们没别人赚得多还这么晚回家。当时我哭得很伤心。之后在电视上看到一个节目，一个怀孕的女人穿着婚纱上节目，结果一看是我妈妈。【您的内在有一个幼小脆弱的"孩子"，有待成长。】

2017 年 3 月 14 日

今天受了客户一顿气，脑子里出现很多想法，怕领导对自己有想法，对我工作有意见，告诉自己这是一件小事……这件事告诉我做事要更细致，多核对才行……【没必要追求完美，听过"塞翁失马"这个故事吗？】

2017 年 3 月 15 日

梦到自己在一个陌生的村里走来走去，找不到出口，很害怕也很着急，但有个声音告诉自己不要急不要慌，然后就醒了。【内在有个无安全感的孩子，您要带着他像"千寻"一样一起成长。】

2017 年 3 月 20 日

梦到大马路上摆摊卖菜的，还是小路上摆得多，自己要买的东西在大路和小路上都没有找到。【看来您心底的需求还有没被您识别，是什么呢？】

2017 年 3 月 21 日

做观情绪练习，刚开始有点着急，杂念不多，当情绪出来时，贴个标签，它就消散了，情绪也就平静了。【继续如此练习就好！】

2017 年 3 月 22 日

梦到自己在路上走，突然水把自己下半身淹没。我拼命地挣扎，找到一棵树抱住，发现裙子上都是泥，就把裙子脱了，也就爬了上来。爬上来一看在别人家门口，好多人在摆摊，有人说我碍着他做生意了，我说这是马路，谁都可以站着，就跟他吵起来了。【水淹没自己是指自己被情绪淹没了，内心还有情感方面的困惑吗？】

2017 年 3 月 31 日

提到驾驶证的事都会有自卑的感觉，怕别人笑话。最近都写不出什么。【内在的自卑或许是病根之一。】

2017 年 4 月 1 日

梦到自己在土堆下面被一条青色的蛇咬了，两只脚都被咬了，奇怪的是，蛇是死的。我在喊救命，和我一起的人给我医治，我以为用蛇皮包扎就好，结果整条蛇绑在我脚上，我吓死了。【梦中的蛇或许与性方面的内容有关，探索一下自己的情感经历。】

2017 年 4 月 2 日

昨晚梦到路上全漫水了，而且水很清，像自来水一样，可我要赶路，就试试能不能过去，结果走到桥中间就过不去了。水流太急了，我就拿出手机拍照。【水是情绪的象征，只是这次情绪不猛烈，您愿意去试试，这是成长的开始。】

2017 年 4 月 6 日

这两天做观情绪练习，把自己最不愿想起和面对的事想了一遍，除了害怕还是害怕，告诉自己这就是情绪的一种，别害怕。当时我的确很害怕，事实告诉我，现实没有想象的那么让人害怕。【能与坏的情绪相处下来，挺不错的！】

2017 年 4 月 9 日

今天按照包医生写的《与自己和解》书中的方法慢慢地洗衣服、搞卫生。发现只要慢下来就不急了，没有过多的杂念。当做着做着事情，不自觉地急起来，快发作时，就告诉自己有点急了，自然而然地就慢下来、静下来。【这就是正念练习中的"觉知力"。】家里有小宝，做观呼吸、观情绪练习时，小宝时不时爬到我身上，抓抓、喊一下，看我不理他，就用双手撑我的眼皮。【强迫症状许多时候就像"小宝"，在吸引您的注意呢。】

2017 年 4 月 18 日

昨晚梦到自己以前杀人埋尸的地方被人发现了，好害怕别人知道是我杀的，好害怕。我跟自己说我很害怕，一想不对，我没杀过人啊，肯定是做梦。【您的心底看来还有东西积压着，有待释放！】

2017 年 4 月 20 日

顺利的一天，能把各项练习融入生活，正念越来越多，杂念少了。【继续"正念生活"。】

2017 年 5 月 3 日

这几天喉咙不舒服，痒痒的，还一直咳嗽，去找医生开药吃了，现在好多了。看病找对科室并找对医生很重要，若不对症，吃了药就是白吃。【其实医生治病也是摸索的过程，请在生活中"保持试试"的态度，因为"生命是一场冒险的旅行"，没有"对"的生活！】

2017 年 5 月 12 日

昨晚梦到一个邻居得癌症死了，我问她怎么就死了，她身体不是挺好的吗？有人回答说她生病很久了，都不去看病，查出来就晚期了。还有一个查出癌症四五年的也死了，两人一起出殡。听到这里我好害怕自己也会生病。【内在的死亡恐惧依然强烈。】

2017 年 5 月 23 日

晚上，我带着儿子在江滨路跑道上的健身器材边上玩，想给孩子拍照片。我在拍照时发现旁边的树下放着一张遗照，吓死我了。现在走到或路过那儿都感觉浑身不对劲。【看来正念练习还得加强了，看一部电影《生之欲》。】

2017 年 5 月 28 日

今早又是被鸟叫吵醒的，真想把它抓了封住鸟嘴。【把"正念"练习荒废了吗？这时可以练习声音与思维。】

2017 年 6 月 20 日

昨晚做梦，梦到通过一座桥就会得到相应的奖励，我和人结伴一起走。我往桥下一看好深哪，怕怕的。看到了另外一个人，她很自豪地跟我说，她来闯关了，还笑我没有资格。我反驳了她，我比她来得早，怎么就没有资格参加了。同伴告诉我，她通过了，我问她有没有心得，她讲了一堆话都没有讲到点子上，我就放弃听了，还是直接上吧。【就这么试着去生活，带着正念，还会有强迫吗？这梦提示着您的"成长"，祝贺一下！】

2017 年 6 月 26 日

昨晚，梦到我与同事回公司的路上被大水漫了，我拉住边上的东西没有掉下去，同事掉进了水里，被漩涡吸走了。但是我的同事又告诉我她没有死，说自己的身体在学校边上，我决定去找，找着找着来了一个白发老人，他说经常有尸体在这边。他回小屋时我跟着他，发现他床上的被子下有像人一样的东西，抱出来发现是一具女尸……【女尸或许是指自己的被忽略的某些特征，也可能是提示您该抛弃某些行为和特性了。探索一下，这女尸有什么特征吗？】

2017 年 7 月 12 日

今天非常生气，也非常委屈。星期天，我貌似没有得罪我家先生。这两天他电话不接、微信不回，我真的受不了他这样的脾气。他一不高兴，跟他讲话不理人，吵又吵不起来，气死的永远是自己。有时怀疑自己当初的决定是否正确。【好久没见您练习正念，是荒废掉了吗？】

2017 年 7 月 18 日

练习观呼吸，刚坐下想着怎么跟领导争取自己的利益。回到呼吸上，过一会又跑到生活小事上去了，又回到呼吸上，反反复复之后就感觉这有点痒、那有点痒，深呼吸再次回到呼吸上。【继续正念练习。】

2017 年 7 月 28 日

5 点多就醒了，然后就做声音与思维练习。中午在办公室休息。天气太热了，睡睡醒醒，醒了就做做练习。【这就是正念融入生活。】

2017 年 7 月 31 日

减药满 2 周，每次减药到这个时候都会出现情绪波动，怕自己会做出什么坏事来，怕工作出错等。**现在出现这种状态就做练习，症状很好地得到缓解**，是人都会做错事、说错话，结果也就是这样了，后果没有想象的严重。【是的，祝贺您！请继续练习！】

2017 年 8 月 12 日

这一周把所有不好的事、所有不愿意去面对的事反反复复回忆着、练习着。有时害怕得手心都出汗，害怕得头痛。不过，**经过反反复复的练习，现在再做这些练习时已经能坦然面对。**【是的，有了这些有效的办法，自然就不会被坏情绪淹没了！】

2017 年 8 月 14 日

昨晚梦到公司搬到一座山的山顶上去了，每天上下班都要爬山。【提示您生活有些累，内在还有被压抑的东西。】

2017 年 9 月 20 日

今天复诊，发现自己生活中有些想法和行为以前总是害怕或者两种想法战斗着，现在发现这只是自己太追求完美了，太在意别人对自己的看法，迷失了真实的自己。【是的，如果能与自己的感觉相处，世界就不一样了。】

2017 年 9 月 29 日

昨晚到底有没有睡着呢？好像睡着了，又好像没睡着。中午被电话铃声吵醒。火气好大，做个探索困难吧。【干吗在意"到底"呢？试着练习即可。】

2017 年 10 月 9 日

昨晚梦到城区老房子失火了，火势很大。【梦中的着火代表的是情绪。】

2017 年 10 月 13 日

从今天开始在晚上与儿子一起写日记。最近一个星期的主题是：我为什么总是害怕，害怕别人对我印象不好，害怕自己控制不好情绪等。**经过练习，现在这种害怕的情绪还是会出现，不过出现的时间很短暂。**【能去探索，再去解决就更好！】

2017 年 10 月 26 日

我找了个小店吸脸上的痘痘，吸到一半时我就恐"艾"了：这么多人共用一个工具，吸痘还出了好多血，老板也只是用酒精喷喷消毒。做

个探索困难平复一下心情吧！【这就有些像暴露疗法或脱敏疗法的意思了，祝贺您！】

2017 年 11 月 1 日

恐"艾"的人伤不起啊，就像人之将死一样的感觉。我为啥要去不正规的地方排痘痘，人死了一了百了，活着的人痛苦。又有一股思想斗争着，告诉自己，这只是自己的心理恐惧的想法。之前检测过 HIV 是阴性的。虽然心里还有些担心，但最近睡眠质量很好，而且我已经成功地停药了，这次的感觉并不比以前的糟糕！【现在的您真的有些像"千寻"了！】

2017 年 11 月 2 日

昨晚梦见一个人无条件地对我好，后来他失忆了，就怀疑我、追杀我。我在不停地逃，火车就像是古老的火车，我在不停地换。【坐火车提示您没有在掌控自己的生活，显得有些被动。这个追您的人不就是您的"强迫"吗？】

2017 年 11 月 4 日

恐"艾"越来越难受了，我明知道自己感染的概率极小，但还是害怕。也许是对艾滋病不了解才会盲目地害怕，没有安全感才会无限想象，这个病恐怖的地方就在于它无药可医。我不准备再服药了，现在唯一能做的就是多做做包医生教我的"正念"练习。【是啊，当自己能面对死亡时，就不会恐"艾"了。】

2017 年 11 月 5 日

昨晚在医院急诊室看到一批又一批的车祸伤员，心想，每天都有太多的意外了。我问自己最恐惧什么以及以死亡和死亡之后的世界是怎么样的。最近一直因为对艾滋病的恐惧而影响到了生活，想去各种渠道搜有关的问题。不时关注自己的身体，感觉已经感染上了。每天醒来的第一个念头就是害怕得艾滋病。后来想想还是自己的心理问题，希望能借此机会成长一次。奇怪的是，**虽然我很担心，但工作中仍能集中注意力，睡眠质量**

**也是好的。**【您现在是实实在在的"千寻"了，真的在"带着恐惧感在生活"，如此，生命才会放光，值得祝贺！】

2017 年 11 月 8 日

每当强迫情绪来时，我就告诉自己这只是强迫情绪。【是的，所谓的重新确认是"告诉自己这只是强迫情绪"，所谓的重新聚焦是指做正念练习或做其他事情。换句话说就是，"想归想，做归做"。】

2017 年 11 月 9 日

昨晚梦到买水果，一个熟人推荐我买一个长长圆圆的水果，但感觉这水果吃起来的气味恶心，于是打电话过去要求换火龙果。还梦到一条小河上漂着白白的东西。【这梦有性方面的象征吗？】

2017 年 11 月 25 日

昨晚梦到海浪一浪高过一浪，我被卷进海里，尽管有些害怕，但我紧紧地抱住一根木头，随着波浪起伏，慢慢地，我的恐惧感没有了，感觉海浪很壮观。【海浪象征的是情绪，这里的"木头"或许指"正念"练习。有了这些有效的方法，我们就可能学会冲浪，这梦提示您已经完成"自我疗愈"之旅，祝贺您！】

## 三、小结

对于包括强迫在内的心理障碍的治疗来说，其症状往往只是表面现象，它的背后往往存在许多潜在的原因。相应地，强迫的治疗也不能像"头痛医头、脚痛医脚"那样以"消灭症状"为目标，而是尽量通过治疗让来访者获得"成长"。

本案中的管女士的治疗经历即是如此。开始时的药物治疗对消除症状非常有效，但是却停不了药；以后所采取的以"禅疗"为核心的心理干预，尽管没有完全消灭症状，但让管女士学会了"把痛苦消失进生活"。当然，这些方法的取舍，还得根据病情的轻重以及患者的需求而定。

# 后　记

作者以自己大量的临床治疗经验为依据，通篇在强调如下观点：

1. 强迫首先是生活或者人生问题，然后才是医疗问题。我们需要把强迫问题还原回生活/人生问题去加以解决；

2. 如果你希望彻底摆脱强迫的困扰，就需要在规范的药物治疗之外，及时把心理治疗、改变生活模式等方法跟进。

不知强迫的你是否已经领会作者的良苦用心。

如果强迫的你能在运用书中介绍的治疗方法消除自己的强迫症状之外，再解决导致这些症状的潜在问题，那么你的生活品质和心灵品质都会得到提高。

如此，我心甚慰！

**图书在版编目（CIP）数据**

平息战斗：心理医生教你摆脱强迫的折磨/包祖晓，包静怡主编. --北京：华夏出版社有限公司，2022.2

ISBN 978-7-5222-0243-3

Ⅰ．①平… Ⅱ．①包… ②包… Ⅲ．①强迫症－诊疗 Ⅳ．①R749.99

中国版本图书馆 CIP 数据核字（2021）第 275449 号

---

**平息战斗：心理医生教你摆脱强迫的折磨**

| | |
|---|---|
| 主　　编 | 包祖晓　包静怡 |
| 责任编辑 | 梁学超　苑全玲 |
| 责任印制 | 顾瑞清 |

| | |
|---|---|
| 出版发行 | 华夏出版社有限公司 |
| 经　　销 | 新华书店 |
| 印　　刷 | 河北宝昌佳彩印刷有限公司 |
| 装　　订 | 河北宝昌佳彩印刷有限公司 |
| 版　　次 | 2022 年 2 月北京第 1 版<br>2022 年 2 月北京第 1 次印刷 |
| 开　　本 | 710×1000　1/16 开 |
| 印　　张 | 13.25 |
| 字　　数 | 176 千字 |
| 定　　价 | 59.00 元 |

**华夏出版社有限公司**　地址：北京市东直门外香河园北里 4 号　邮编：100028
网址：www.hxph.com.cn　电话：（010）64663331（转）
若发现本版图书有印装质量问题，请与我社营销中心联系调换。